成为父亲的第一步

男性生育力提升实战方案

主编 洪 锴 刘德风

编委 张 哲 张海涛 林浩成 唐文豪
　　　赵连明 毛加明

中国人口与健康出版社
China Population and Health Publishing House
全国百佳图书出版单位

图书在版编目（CIP）数据

成为父亲的第一步：男性生育力提升实战方案 / 洪锴，刘德风主编 . -- 北京：中国人口与健康出版社，2025.5. --（生育力保护丛书）. -- ISBN 978-7-5238-0603-6

Ⅰ . R698

中国国家版本馆 CIP 数据核字第 2025LM4632 号

生育力保护丛书
成为父亲的第一步：男性生育力提升实战方案

SHENGYULI BAOHU CONGSHU
CHENGWEI FUQIN DE DI-YI BU: NANXING SHENGYULI TISHENG SHIZHAN FANG'AN

洪锴　刘德风　主编

责任编辑	刘继娟
责任设计	侯　铮
责任印制	任伟英
出版发行	中国人口与健康出版社
印　　刷	中煤（北京）印务有限公司
开　　本	880 毫米 ×1230 毫米 1/32
印　　张	3.625
字　　数	72 千字
版　　次	2025 年 5 月第 1 版
印　　次	2025 年 5 月第 1 次印刷
书　　号	ISBN 978-7-5238-0603-6
定　　价	25.00 元

微 信 ID	中国人口与健康出版社		
图书订购	中国人口与健康出版社天猫旗舰店		
新浪微博	@ 中国人口与健康出版社		
电子信箱	rkcbs@126.com		
总编室电话	（010）83519392	发行部电话	（010）83557247
办公室电话	（010）83519400	网销部电话	（010）83530809
传　　真	（010）83519400		
地　　址	北京市海淀区交大东路甲 36 号		
邮　　编	100044		

版权所有·侵权必究

如有印装问题，请与本社发行部联系调换（电话：15811070262）

序言

随着我国人口结构转型进程的加速,生育率持续走低与人口老龄化已成为关乎国计民生的重大课题。在国家相继推出三孩政策、完善生育配套措施等政策组合拳的背景下,我们需要以更为全面的视角审视生育健康议题。值得关注的是,生育不仅是女性一方的责任,男性的生殖健康同样至关重要。研究表明,由男性因素导致的生育障碍问题占比可高达40%~50%,且正呈现年轻化态势,这与不良生活习惯、环境压力、心理负担等密切相关。

北京大学作为国内顶尖学府,始终秉持"健康中国"战略导向,立足医学研究及教育前沿,持续开拓生殖健康领域探索。本书的出版,正是北京大学在生殖健康领域贡献社会、服务大众的又一直观体现。其内容架构兼具科学深度与大众传播价值,深入浅出地讲解了男性生殖系统的构造、功能、常见问题及相关疾病防治方法,涵盖了从青春期到老年期的全生命周期健康管理,旨在帮助男性读者增强健康意识,改善生活习惯,提升生殖健康水平。

本书不仅是一本科普读物,更是一部结合理论与实践的健康指南。它以严谨的科学研究为基础，结合临床案例，提供了切实可行的建议，如怎样改善精子质量、预防生殖系统疾病、调节心理压力等。书中还特别强调了男性在生育中的角色和责任，呼吁社会关注男性生殖健康，共同构建健康和谐的生育环境。

本书的出版恰逢其时，在健康中国战略的指引下，提升全民健康素养、普及科学知识已成为当务之急，不仅填补了男性生殖健康科普领域的空白，也为推动国家生育政策的落实、提高人口质量提供了有力支持。我相信，通过阅读本书，广大男性读者将更加了解自身健康的重要性，主动采取行动，为自己、为家庭、为社会的健康发展贡献力量。

最后，我衷心希望本书能够成为广大男性读者的健康伴侣，帮助他们将深奥的医学原理转化为可操作的保健方案，迈向更加健康、幸福的生活。同时，我也期待更多的科研工作者、教育工作者和社会各界人士，共同关注男性生殖健康，为我国人口可持续发展筑牢健康基石。

中国工程院院士

中国科学技术协会副主席

北京大学常务副校长、医学部主任

2025 年 3 月

前言

男性备孕：
孕育健康生命的隐形力量

生育，这一神圣而复杂的生命过程，长久以来被视为女性的"专属责任"。然而，随着科学研究的深入，男性在备孕中的责任愈加受到重视。本书将带您深入了解男性备孕的重要性、背景，以及男性生育能力的现状与挑战。

在现代社会，环境污染、生活压力等因素导致男性精子质量逐年下降，全球男性的生育能力正在经历前所未有的挑战。据统计，过去45年中，男性精子平均数量和浓度下降了62%。这一严峻现实，使得男性备孕显得尤为重要。备孕不仅关乎个人健康，更关乎宝宝未来的福祉。不孕不育，其发病率高达15%，成为困扰无数家庭的医学难题。其中男性不育症的发病率占30%～40%，成为不容忽视的社会问题。不育症的原因复杂多样，包括染色体异常、内分泌疾病、生殖道感染等。治疗不育症，需要男女双方同时检查，明确病因后进行针对性处理。

近年来，随着医学技术的飞速发展，治疗不育症的方法也在不断更新。从传统的药物治疗到辅助生殖技术，如人工授精、试管婴儿等，为不育症患者带来了生育的希望。同时，中西医结合的治疗方法也在不断探索中，为患者提供更加全面、个性化的治疗方案。

本书将深入剖析男性备孕的重要性，从饮食、作息、心理等多方面提供科学指导。同时，本书也将详细介绍男性生育能力的现状、不育症的病因与治疗进展，帮助读者全面了解男性在生育过程中的角色与责任。让我们共同努力，为孕育健康生命贡献一份力量！

洪　锴　刘德风

2024 年 12 月

目 录

第一章 男性生育知识知多少

002 / 丢失的睾丸
007 / 精子的产生
011 / 男性如何自查生育能力
014 / 男性如何清洗私密部位
016 / 奇怪的阴囊

第二章 男性如何健康备孕

020 / 生活习惯与精子健康
026 / 运动与男性生育能力
032 / 这些职业的从业者要注意生育能力保护
038 / 男性也要育前检查
045 / 维生素与精子健康
049 / 注意排卵期同房
054 / 男性也有最佳生育年龄

第三章　消灭生育路上的拦路虎

060 / 结婚多年，妻子仍是处女
　　　——无法完成性生活

063 / 妻子一说到日子了，丈夫就紧张
　　　——排卵期 ED

067 / 无法在妻子体内释放
　　　——射精困难

070 / 没结婚遭遇癌症化疗，还能生育吗
　　　——人类精子库

075 / 丈夫说"开枪"了，但是没有"子弹"
　　　——逆行射精

079 / 精液怎么变红了
　　　——血精和慢性精囊炎

082 / 一次睾丸疼痛感却造成无精子症

087 / 多年不育竟然是因为没有输精管

091 / 高大男子却没有精子
　　　—— Klinefelter 综合征

095 / 多次提前"缴枪"，不敢尝试夫妻生活
　　　——早泄

098 / 男性精液欠佳如何选择辅助生育

102 / 如果染色体有问题，还能有孩子吗

第一章

男性生育知识知多少

丢失的睾丸

> "医生，医生，我家儿子只有一个蛋蛋，另外一个怎么不见了？"

男孩的睾丸怎么会不见了呢？

睾丸，是男性最重要的生殖器官，主要功能是产生精子和分泌雄激素，与男性成年后的生育功能密切相关。正常情况下，男性有两个"蛋蛋"，左右两侧各一个，大小也应该差不多，如果只是一边有，或者两边都没有，这种情况可能是"隐睾"。

什么是隐睾

隐睾，简单说就是男性的一侧或两侧睾丸可能还在肚子里，没有完全下降到阴囊。

在胚胎发育过程中，人体的睾丸是从腹腔慢慢下降到阴囊的，如果由于各种原因阻碍了睾丸下降，就会造成隐睾。

隐睾是男孩较常见的生殖发育异常，发生率为 1%～4%，多数是单侧隐睾，也有少部分为双侧隐睾。如果男宝宝在出生时没有摸到睾丸，也不要惊慌，睾丸可能在某个地方还未降至阴囊，在出生后 3～6 个月内睾丸仍可能自行下降；但如果出生后 3～6 个月仍未下降，则需要在半岁至 1 岁左右通过手术方式将睾丸放到阴囊里，这样睾丸才能正常发育，发挥正常功能。

如果没有及时发现，延误治疗，会影响生育功能，可能对孩子的一生造成不良影响，因此应引起家长的重视。

造成隐睾的原因有哪些？

造成宝宝隐睾的因素有很多，常见的有以下几种。

（1）母体的原因：母亲在妊娠期滥用雌激素或孕激素，影响睾丸下降。

（2）局部机械性因素：睾丸局部结构异常，如精索过短、腹膜通道导常、腹股沟狭窄或早闭、阴囊底部的睾丸引带缺失、睾丸与组织粘连、阴囊发育不良等。

（3）睾丸发育异常：先天性睾丸发育不全使睾丸对促性腺激素不敏感，失去下降动力。

隐睾的临床症状

患侧阴囊明显发育不良，阴囊空虚，不能触及睾丸，单侧隐睾显示左右不对称，双侧者左右阴囊扁平。

若并发腹股沟疝时，活动后患侧常出现一个包块，伴胀痛不适，严重时可出现阵发性腹痛、呕吐。

此外，隐睾还有可能引发不育、睾丸癌。

隐睾的诊断方法

体格检查：医生通过触诊可以初步判断睾丸是否在阴囊内。在检查时，医生会轻柔地触摸宝宝的阴囊、腹股沟等部位，看是否能摸到睾丸。

超声检查：这是一种常用的检查方法，可以清晰地显示睾丸的位置、大小和形态。超声检查无辐射、安全可靠，对隐睾的诊断准确率较高。

其他检查：在一些复杂的情况下，可能还需要进行CT（电子计算机断层扫描）、MRI（磁共振成像）等检查，以进一步明确睾丸的位置和与周围组织的关系。

隐睾的治疗

婴儿出生后6个月以内，睾丸仍有下降可能，如果睾丸在6个月内未自行下降应行手术治疗。

隐睾的治疗以腹腔镜手术为主，腹腔镜手术只需在腹部开三个不足1厘米的切口即可完成。

腹腔镜可以探查异位睾丸，可以避免常规手术的漏诊。双侧隐睾的患儿可同时手术而不增加手术切口。手术中还可以探查是否伴有其他疾病，必要时同时治疗。

隐睾术后应注意什么：①隐睾术后家长要注意孩子切口的

愈合情况，一般术后7天左右伤口会愈合。②避免孩子抠抓伤口，保持伤口清洁卫生，避免出现感染。③术后注意观察阴囊和睾丸的发育情况，定期随访复查，一般术后2周、3个月、6个月时复诊，明确恢复情况。

隐睾有何危害

睾丸的生长发育需要合适的温度，阴囊可以使睾丸处于相对恒定的低温环境，这有利于它的发育，并且对睾丸有一定的保护作用。而隐睾则会有以下危害：

（1）影响睾丸生长发育，睾丸对温度十分敏感，腹腔内温度比阴囊高2～4℃，过高的温度对睾丸生长不利。若隐睾未得到及时纠正，睾丸就会受到不可恢复的损害，比如，导致男性生育能力下降或不育。

（2）隐睾可合并扭转或损伤，当隐睾合并扭转或损伤时，不易被早期发现，容易误诊，耽搁治疗。

（3）隐睾多伴有先天性疝气，随着年龄增长，可出现阴囊空虚合并同侧疝气，需要及早手术治疗。

（4）导致心理障碍，阴囊空虚或睾丸位置异常，可使患者产生自卑心理。

（5）可致睾丸恶变，大大增加睾丸癌的发病概率；睾丸未降，其所处的位置决定睾丸发生肿瘤的风险，睾丸位置越高，恶变的风险越大，有关数据显示隐睾患者睾丸癌的发病概率是正常人的40倍。

预防隐睾的方法

孕期保健：妊娠女性在怀孕期间要注意保持良好的生活习惯，避免接触有害物质，如放射线、化学毒物等，以减少胎儿发育异常的风险。

定期体检：宝宝出生后，家长要注意观察宝宝的生殖器官发育情况，如有异常及时就医。同时，应定期带宝宝进行体检，以便早期发现和治疗隐睾等疾病。

精子的产生

精子和精浆是男性生育行为的关键组成部分，它们协作才能完成受精过程。

精子指男性成熟的生殖细胞，在睾丸中生成和发育。精子最重要的功能是与卵细胞结合，形成受精卵，是维持男性生育力的重要保障。精子是在男性的睾丸中生成的，睾丸内部有数百个小间隔，每个小间隔内都有生精小管。这些生精小管的管壁上长满了生精细胞，这些细胞就是产生精子的源头。青春期后，男性睾丸迅速发育，并获得产生精子的能力。随着睾丸的分化发育，原始生殖细胞分化形成精原细胞，并需要经过三个发育阶段之后才能产生成熟精子细胞，成熟的精子再移行到附睾内进一步成熟和储存，直到射精时被排出。

精子发育后还不是完全成熟的精子，需要附睾提供相应的能量，如肉毒碱或ATP（腺苷三磷酸）等。获得能量后，精子才能完全成熟，所以精子的形成是一个复杂的过程。

睾丸中的精子在其产生和成熟过程中，容易受到其他一些因素，如放射线、有害化学物质（包括农药、甲醛、油漆等）和某些药物等的影响。因此，处于生育期的男性要尽量避免长期大量接触这类有害物质，也不要滥用药物。

成熟精子的结构

成熟的精子形似蝌蚪，由头部和鞭毛组成。头部包含细胞核和顶体。细胞核具有高度致密的染色质，携带父亲的遗传信息；而顶体是一个很大的溶酶体，内含多种水解酶，可通过释放各种酶帮助精子在受精过程中穿透次级卵母细胞"外衣"进入细胞内。鞭毛则是精子运动的主要助手，通过颈部连接到头部，鞭毛中段含有线粒体，可通过氧化磷酸化产生 ATP 以提供能量，经轴丝微管滑动产生鞭毛运动。

一个生精周期是多久呢？

人的精子发生过程从精原干细胞到蝌蚪状的精子大约需要 64 天，精子再到附睾中进一步成熟需要 2 周左右的时间。因此，备孕前需要准备 2～3 个月，就是根据这个生精周期天数得出的。

影响精子产生的因素

温度：睾丸的温度对精子的产生至关重要。阴囊的温度通常比体温低 2～3℃，这种相对较低的温度有利于精子的生成。如果睾丸温度过高（如长时间处于高温环境、穿紧身裤等），会影响精子的产生和质量。

内分泌因素：男性体内的激素水平对精子的产生起着重要

的调节作用。促性腺激素释放激素、促卵泡激素和黄体生成素等激素，能够刺激睾丸中的生精细胞进行分裂和分化，促进精子的产生。如果内分泌失调，可能会导致精子生成减少或质量下降。

营养因素：充足的营养是精子产生的必要条件。维生素（如维生素 C、维生素 E、叶酸等）、矿物质（如锌、硒等）以及蛋白质等营养物质对精子的生成和质量有着重要的影响。缺乏这些营养物质可能会导致精子数量减少、活力降低、畸形率增加等问题。

生活习惯：不良的生活习惯也会影响精子的产生，如吸烟、酗酒、熬夜、过度劳累等，这些都可能对精子的质量产生负面影响。此外，长期接触有害物质，如放射线、化学毒物等，也会损害睾丸的生精功能。

精子的寿命和活力

精子在男性体内的存活时间相对较长，但在体外环境中，其寿命会大大缩短。一般来说，精子在女性生殖道内可以存活 2～3 天，而在体外干燥环境中，可能只能存活几分钟到几小时。

精子的活力是指精子的运动能力。正常的精子应该具有较强的活力，能够快速向前游动，以便与卵子结合。精子活力的高低受到多种因素的影响，如温度、酸碱度、营养状况等，如果精子活力低下，可能会导致男性不育。

精液的组成

精液指雄性动物或人类男性在射精时（通常处于性高潮状态），从尿道射到体外的液体。正常精液是一种黏稠的液体混合物，由精子和精浆组成。

精浆占精液体积的95%以上，主要是由前列腺、精囊腺，还有尿道球腺分泌的液体，其中精囊腺分泌的液体约占60%，前列腺液约占30%，精浆有利于精子生存、活动和输送。

精浆中除了含有大量水、果糖、蛋白质和多肽外，还含有多种其他糖类（如葡萄糖）、酶类、无机盐和有机小分子，可为精子提供营养和能源。

精液常规分析是评估男性生育能力的重要方法。精液检查注意事项：

（1）检查前要求禁欲2～7天，禁欲时间太长或者太短，精液检查结果均不准确，影响男科医生对生育能力的评估。

（2）保持精液样本完整。为了更好地评估精液质量，我们要求精液标本完整，如果有遗漏，一定要告诉医生，医生会根据精液报告进行合理分析。

（3）收集精液时要避免其暴露于过低或过高的温度中。精液标本需要用专用容器储存，并保持温度为20～37℃，在半小时内送到实验室。

男性如何自查生育能力

很多夫妻因为不孕不育到医院进行相关检查，但是现在，为了生育一个健康的宝宝，越来越多的育龄夫妻在备孕前就开始进行相关准备，那么，男性如何进行生育能力自查呢？平时如何注意保养精子呢？

男性如何进行生育能力自查？

男性生育能力自查方法有很多，主要可以通过精液情况、睾丸大小、附睾情况、性功能等进行自我生育能力评估。

（1）精液情况：通过手淫或者是特殊仪器提取精液，然后进行观察。一般情况下男性的精液量大于两毫升，如果精液排出量比较少，就有可能会发生不育，导致女性妊娠困难；如果发现精液颜色发黄，说明体内可能存在炎症，有可能是前列腺炎或者精囊炎引起的，会对生育能力造成影响；如果精液射出1小时后仍然有凝块或者果冻样物质，说明精液液化出现异常，此时精子活力可能出现问题。如果精液颜色为乳白色或者苍白色，而且比较明亮，说明生育功能较好。

（2）睾丸大小：一般可以通过自我查体判断睾丸的体积，

正常男性睾丸体积为鸽子蛋大小，如果睾丸偏小，可能提示睾丸发育异常。

（3）附睾情况：附睾是连接睾丸和输精管的管道，在睾丸的后上方可以触及，如果附睾出现结节、肿块，或者输精管出现曲张、变粗等情况，都可能影响精子的产生和输送。

（4）性功能：男性生育需要良好的勃起和射精功能，如果能完成勃起及射精过程，通常是有可能生育的。如果男性不能够完成性生活或者射精异常，则可能不育。

平时要养成良好的生活习惯，做到营养均衡全面。如果发现不育的现象，需要及时到医院检查治疗。

平时如何注意保养精子呢？

（1）禁烟限酒：研究发现，吸烟和饮酒是造成男性不育症的重要原因之一，烟叶中的尼古丁有降低性激素分泌和杀伤精子的作用。酒精可通过毒害睾丸等生殖器官，引起血清睾酮水平降低，从而引起性欲减退、精子畸形。同时过度饮酒易诱发前列腺炎，甚至导致继发性功能障碍，可造成不育。

（2）避免久坐、泡澡、蒸桑拿：精子的生成和发育需要在适宜的温度内（一般35℃左右），而长期久坐或者频繁泡澡、蒸桑拿，都会使阴囊温度上升，影响精子生成。

（3）充足的睡眠：研究发现，如果男性睡眠出现问题，其生育能力就会急剧下降。睡眠不足，尤其是夜间睡眠过少，会使激素的分泌出现紊乱，导致精液的液化功能障碍，影响生育。

与那些睡眠质量好的男性相比,每晚睡眠不足或有睡眠困扰的男性,可能会产生更多的生育问题。

(4)适当的体育锻炼:体育锻炼可以增强身体素质,提高整体健康水平,使身体机能发生一些内在的变化,提高免疫功能。同时,适当的锻炼还可改善"睾丸环境",刺激精子更健康生成,增强精子的质量。

(5)适当补充维生素和微量元素:首先,维生素A的主要功能是促进蛋白质的合成;维生素C能降低精子的凝集力,有利于精液液化,而且精子中的DNA(脱氧核糖核酸)通过维生素C抗氧化功能得到保护。其次,男性前列腺和精液本身都含有很高浓度的锌,如果锌长期摄入不足,将会造成睾丸萎缩和少精症;镁元素不但能增强精子活力,还有助于调节人的心脏活动、降低血压、预防心脏病、提高男性的生育能力。

(6)规律性生活:一次射精后,需要2~7天才能恢复有生育力的精子数量,如果性生活过于频繁会导致精子数量减少。另外,性生活过频、性交中断、手淫过度等会导致性器官不正常充血,可能会诱发无菌性前列腺炎,影响精子形成。

男性如何清洗私密部位

曾经有一句广告语叫"难言之隐,无须再忍",这句话用在男性私密部位问题上再合适不过了。门诊经常碰到男性患者来诊,自诉私密部位瘙痒、有异味,这个问题说大不大、说小不小,但确实给他们的生活带来了不适和困扰,有的患者还担心自己感染了什么病菌或得了什么疾病。

男性私密部位一般是指男性外生殖器,男性、女性因生殖器官差异较大,清洗阴部的方法也存在一定差异,其中有的男性存在包皮过长等问题,如果清洗不彻底容易患包皮龟头炎、包皮水肿等。

男性应该如何清洗私密部位呢?

男性平时清洗私处,首先需要准备温水,不要将药物洗液作为私处的常规清洗液,否则可能会导致私处的菌群失调,而且在清洗时动作要轻柔,将包皮轻柔上翻,才能将积聚的包皮垢清洗干净,避免病菌滋生,在清洗完毕后,要用柔软的纸巾或者软棉布擦干。

另外,如果条件允许,建议男性在清洗私处后,将阴茎以及龟头充分擦干，等局部干燥后再穿内裤，干燥的环境更有助于防止局部感染的发生，此外，男性也不需要长期将包皮上翻，并暴露龟头，在日常生活中以及洗澡后，建议穿相对宽松的衣服，并且保持生殖器部位通风、凉爽即可。

需要注意的是，男性清洗私处时要注意卫生，每日至少清洗一次，更换内裤应及时，避免穿紧身内裤以及保持阴部通风干爽。如果发现任何异常情况，如红肿、疼痛、异味等，应及时就医。

如果包皮龟头感染了炎症怎么办？

如果不注意卫生导致得了包皮龟头炎，首先建议保守治疗，可以使用药液进行清洗，如高锰酸钾溶液、硼酸洗液等，但清洗前要先咨询医生，并按照医生的建议使用药液，遵守正确的使用方法和用量。保守治疗效果不理想或者反复发作的患者根据情况可以考虑包皮手术。

奇怪的阴囊

小王最近洗澡时发现自己的阴囊很奇怪，尤其是左侧阴囊表面有一些隆起的蚯蚓状、类似血管的凸起，平躺着不明显，站立时比较明显。这就是我们通常所说的精索静脉曲张。那么，什么是精索静脉曲张？它又有什么危害呢？

什么是精索静脉曲张？

精索静脉曲张就是一种血管病变，指精索内蔓状静脉丛的异常扩张、伸长和迂曲，是常见的男性泌尿生殖系统疾病，多见于青壮年，发病率占正常男性人群的 10%～15%，其中以左侧精索静脉曲张多见。

在男性阴囊里，左右两边各有一条由输精管、动脉、静脉血管等组成的条索状组织，医学上称之为精索，精索里面的静脉就叫作精索静脉。由于解剖结构上的特点，以及男性生理发育等因素，精索静脉血管容易淤血扩张，形成蚯蚓状的静脉团，这就叫作精索静脉曲张。所以准确地讲，这些曲张的"蚯蚓"并不是长在睾丸上，而是突出于阴囊然后被发现的。

精索静脉曲张有什么危害？

男性的精索静脉和睾丸动脉都是与睾丸有密切关系的，睾丸动脉是负责睾丸的营养供应的；而精索静脉是负责睾丸的血液回流的，其目的就是把睾丸生长发育和代谢所产生的废物运走。因此，如果精索静脉曲张了，其结果就是睾丸的血液回流不通畅，睾丸所产生的废物就会运不出去，从而影响睾丸的功能。再者男性的睾丸产生精子需要一个凉爽的环境，而精索静脉曲张导致静脉血反流，从而使睾丸周围温度升高，影响睾丸产生精子和雄激素的能力，最终导致男性不育。

所以，精索静脉曲张导致疼痛不适及进行性睾丸功能减退，也是男性不育的常见原因之一，但患者常常由于缺乏自觉症状而得不到及时诊治，最终可能导致生精能力受损。少数患者可有立位时阴囊肿胀，阴囊局部持续或间歇坠胀疼痛感、隐痛和钝痛，可向下腹部、腹股沟区或后腰部放射，劳累或久站后及行走时症状加重，平卧休息后症状减轻或消失。

得了精索静脉曲张怎么办？

精索静脉曲张的治疗应根据患者是否伴有不育或精液质量异常、有无临床症状、静脉曲张程度及有无其他并发症等情况而定。治疗方法主要包括一般治疗、药物治疗和手术治疗。

对于没有症状或者症状较轻的患者，可以先暂时观察或者采用非手术治疗的方式，如药物治疗、阴囊托带、局部冷敷、避免过度性生活等，平时更要注意减少一些增加腹压的动作，如长时间站立、激烈运动、负重等。

因此确定患有精索静脉曲张，且有轻度精液质量不佳的患者，手术不是首选的治疗方式，建议患者先改善生活方式，因为熬夜、久坐、不运动等都有可能影响精液质量，甚至生育能力。如果通过改善生活方式能够怀孕，男方就没有必要去做精索静脉曲张手术。

但如果出现明确由精索静脉曲张引起的症状，如精液结果出现严重异常而导致不育，或者睾丸缩小、质地变软等应及时进行手术治疗。

对于小王的精索静脉曲张，虽然医生诊治为重度，且精子质量也出现问题了，但最终通过手术治愈了。所以，患了精索静脉曲张也不用害怕，更不要给自己背上沉重的思想包袱，精神过于紧张反而可能加重症状，应正确了解相关疾病知识，有需要时积极就诊咨询。

第二章

男性如何健康备孕

生活习惯与精子健康

精子，是男性生育力的关键，承担着传递遗传信息至下一代的重大职责。这些微小的生殖细胞不仅决定了男性的生育能力，而且在很大程度上影响着未来后代的健康状况和遗传特质。

在现代生活中，男性的日常习惯无疑会对精子的健康产生深远的影响。从饮食到睡眠，从压力管理到环境暴露，无一不与精子的质量和功能紧密相关。不良的生活方式，如不规律的饮食习惯、缺乏适当的身体活动、过度的压力以及接触有害化学物质等，都已被科学研究证实能对精子质量造成负面影响。

本文将详细探讨哪些日常生活习惯可能对精子健康有益，哪些可能有害，并将提供基于科学的实用策略以改善或维护精子健康。通过了解这些关键因素，读者可以采取积极的生活方式加以调整，以提高生育能力和实现优生优育。

饮食习惯

良好的饮食习惯在维护和提升精子健康方面发挥着至关重要的作用。合理的饮食不仅能够改善精子的活力和数量，还能影响其形态和功能。富含锌、维生素 E 及 ω-3 脂肪酸的食物被证实对精子健康特别有益。锌是维持男性生殖健康的重要微量元素,参与精子的形成和成熟过程,缺锌会直接影响精子的数量和质量。维生素 E 作为一种强效抗氧化剂,能够保护精子不受自由基的损害,避免其 DNA 断裂或突变,从而维持精子遗传信息完整性。ω-3 脂肪酸,尤其是 DHA(二十二碳六烯酸),是精子细胞膜的重要组成部分,有助于增强精子的灵活性和整体健康。这类脂肪酸的主要来源包括鱼油和亚麻籽油,常规摄入可以显著提高精子的活动能力。

高脂肪和高糖的饮食习惯对精子健康极为不利,这类饮食模式会增加体内的慢性炎症水平,慢性炎症被认为是精子 DNA 损伤的重要因素。此外,过量的糖分摄入可能会导致胰岛素抵抗,从而通过激素失衡影响精子的产生和发育。长期的不良饮食习惯还可能导致肥胖,肥胖与低睾酮水平及精子质量下降密切相关。

因此,为了促进生育健康,建议男性朋友们关注日常饮食的质量,选择富含锌、维生素 E 及 ω-3 脂肪酸的食物,同时避免过度摄入高脂肪和高糖食物。定期进行营养评估,并适时调整饮食习惯,这对于保持精子健康和优化生育能力至关重要。

体重与运动

体重直接影响着激素平衡,肥胖会降低睾丸生成睾酮的能力,进而影响精子生成。适量的运动不仅可以控制体重,还能促进睾丸的睾酮生产，从而提升精子的数量和质量。我们推荐每周进行至少 150 分钟的中等强度运动，如快走或游泳，这对改善精子质量大有裨益。久坐会导致局部温度过高，加剧肥胖并影响睾酮分泌，建议定期站立或进行短暂的活动以打破长时间的静坐。此外，适量运动还有助于保持良好的体型，间接改善由肥胖引起的睾酮分泌减少，进一步促进生殖健康。

睡眠质量

良好的睡眠是维持生殖健康的关键因素。研究显示，睡眠不足会扰乱体内的激素水平，包括那些直接影响生殖健康的激素（如睾酮、雌激素、黄体生成素、卵泡刺激素和催乳素等）。成年男性应确保每晚获得 7～8 小时的高质量睡眠，以维持激素水平的平衡和精子健康。然而，过度睡眠也可能带来不良反应，如影响日间活力和代谢，因此保持适量的睡眠是非常重要的。

吸烟和饮酒

我们都知道吸烟有害健康，烟草中的尼古丁和其他有害化学物质不仅影响呼吸系统，还可能造成精子 DNA 的损伤，降低精子的质量和活力。同样，过量饮酒也会对精子有负面影响，如导致精子数量减少、质量降低及精子生成周期受到干扰等。减少或戒除这些不良习惯对恢复和保持精子健康至关重要。

药物使用

无论是用于治疗糖尿病、高血压或是减肥的药物，长期使用都可能对精子健康产生影响。一些药物可能会降低精子的数量和活动能力，目前已知的有 β-受体阻断剂（普萘洛尔、阿替洛尔等），抗抑郁药（帕罗西汀、舍曲林等），类固醇（泼尼松、地塞米松等），抗癫痫药（苯妥英钠、卡马西平等）。对于必须长期使用某些药物的男性，应与医生讨论可能产生的生育问题，并探索可能的替代治疗方案。

环境污染与化学暴露

在日常生活中，人们常接触到多种环境污染物，如甲醛、油漆挥发物、汽车尾气和各类重金属（如铅、汞、镉等），这些都可能对精子健康产生不利影响。甲醛是一种常用的建筑和家具材料添加剂，已知可以损害精子的 DNA，影响精子质量和活力；油漆中的挥发性有机化合物（VOCs）及汽车尾气中的一氧化碳和铅也对精子的形态和运动能力造成干扰。这些环境污染物通过干扰男性内分泌系统，可能导致男性生育能力下降。

重金属的暴露同样有害，尤其对于精子 DNA 的完整性有损伤。长期暴露在含有重金属的环境中，可能导致精子在形成过程中出现遗传物质突变，从而影响精子质量并增加不良生育结果的风险。这些毒素可以通过食物、水源、工作环境甚至日常用品被人体摄入。

因此，减少这些化学物质的暴露是保持精子健康的重要步骤。可采取以下具体措施：

（1）增强室内空气质量：使用空气净化器减少室内污染物，定期通风换气，减少甲醛和VOCs的浓度。

（2）选择低污染的建筑材料：购买家具和建材时选择低甲醛产品，使用经环保认证的油漆和装修材料。

（3）减少重金属暴露：避免使用含铅或汞的产品，如某些类型的渔具和电池。使用过滤装置确保饮用水安全。

（4）改善生活习惯：减少吸烟和避免在高污染区域长时间逗留，尤其是避免长时间暴露在汽车尾气中。

（5）饮食选择：通过摄入富含抗氧化物的食物，如新鲜果蔬和全谷物，帮助抵抗和修复环境毒素的损伤。

以上这些措施，可以显著降低环境毒素对健康的侵害，从而维护和提升精子质量，保证生育健康和后代的福祉。

心理健康与精子质量

精神压力可以通过影响体内的激素水平，间接影响精子产生。管理压力和维护良好的心理健康，如通过冥想、瑜伽或心理咨询等，不仅可以改善生活的整体质量，也有助于提高精子的质量和功能。

改善精子质量的策略

采取健康的生活方式，如均衡饮食、定期运动、保持适当体重、提高睡眠质量、减少有害物质的摄入以及维护良好的心理健康等，是提升精子质量的关键。此外，定期进行体检，及时发现并解决可能影响生育健康的问题也同样重要。

结 语

通过上述讨论可见，生活习惯与男性精子的质量和生育能力息息相关。改善和优化这些习惯，不仅能提高男性的生育能力，还能助力下一代的健康。因此，采取积极的生活方式，对于希望提高生育健康的人来说，是一个不可或缺的选择。

运动与男性生育能力

在探讨男性健康时，生育能力是一个非常重要的因素，它不仅影响男性的生理和心理状态，还与家庭的未来息息相关。科学研究持续表明，适度的体育活动能显著改善男性的总体健康，并对其生育能力产生积极影响。适当的运动可以优化男性的激素水平（特别是睾酮），这对于精子生成和性功能提升都是至关重要的。同时，运动也可以提高精子的数量、活力和质量，从而提高生育率。

运动与男性激素

不同类型和强度的运动是如何影响睾酮水平的？以下这些建议将涵盖有效的运动类型、适宜的运动频率及持续时间，以确保读者能够在提高生育能力的同时，保持身体健康和活力。

1. 运动对睾酮水平的影响

睾酮，作为男性主要的性激素，对精子的生成至关重要。适度运动已被证实能够提高睾酮水平，从而直接提升精子的数量和质量。例如，规律的有氧运动和力量训练都可以提升身体的睾酮合成能力。然而，运动的影响与其强度和频率密切相关。适量的力量训练和有氧运动能促进激素平衡，而过度的高强度运动则可能导致激素失衡，降低睾酮水平。

2. 不同类型的运动对激素的具体影响

有氧运动，如慢跑、游泳或自行车骑行，能改善心血管健康，从而促进血液循环和改善生殖器官的血液供应。这不仅有助于提升激素水平，还能改善精子的质量和活力。另外，适度的重量训练可增加肌肉质量，进一步刺激睾酮的产生。但要注意训练强度应适度，避免过度训练带来的负面影响。

运动与精子质量

1. 运动强度与精子健康

精子的数量和质量是男性生育健康的关键指标，这些指标受多种生活方式因素的影响，其中运动尤为重要。研究表明，适度的体育活动可以显著提高精子的数量和活力。例如，规律的中等强度运动（如快步走或游泳），能改善血液循环，优化睾丸的温度控制，从而有助于精子的生成和提高其活力。

然而，并非所有运动都对精子的健康有益。长期从事高强度运动，如马拉松或长时间自行车骑行，有可能对精子质量产生负面影响。这类活动往往伴随着过度的物理压力和体温升高，可能导致精子数量减少和活力降低。研究发现，跑马拉松者和长距离自行车运动员的精子活力和浓度通常低于常规运动者，这一现象可能与这些运动导致的体内慢性炎症和高体温有关。

2. 体温的影响

运动引起的体温变化对精子生成有直接影响。精子生成最适宜的温度略低于常规体温，为 34.5～35.5℃。高强度运动，尤其是在高温环境中进行时，会显著提高体温，可能对精子的生成和成熟产生抑制作用。持续的高体温不仅影响精子的质量，还可能导致精子 DNA 受损，进而影响生育能力。

为保护精子质量，建议进行适宜的运动调整，避免在过热环境中进行长时间高强度的训练。选择在凉爽的环境中运动或在较热的天气选择室内活动，可以更有效管理体温，减少对精子健康的不良影响。此外，穿着适宜的运动装备，如透气性好的运动服，也有助于维持适宜的体温。

通过上述措施，男性可以在享受运动带来健康益处的同时，最大限度地减少对精子质量的潜在风险。适度且智能的运动计划将成为提升生育健康的一个重要组成部分。

运动与生活方式的综合影响

1. 运动、饮食与生育能力

良好的饮食习惯与规律运动相辅相成，共同促进生育健康。

富含抗氧化剂和必需营养素的饮食可以进一步强化通过运动获得的好处，促进激素健康和提高精子质量。

2. 运动、睡眠与生育能力

良好的睡眠是生育健康的另一个关键因素。规律运动有助于改善睡眠质量，从而正向影响生育能力。充足的睡眠可以促进身体恢复，平衡激素水平，从而间接提升精子质量。

3. 运动计划的建议

对于希望通过运动提高生育能力的男性来说，量身定制一个根据个人体能和健康目标的运动计划是至关重要的。每个人的体质、健康状况和生活方式都不尽相同，因此，一个适合他人的运动计划可能对自己并不适用。理想的运动计划应该能够提升总体健康水平，特别是增强生育能力，而不会带来负面影响。

在开始任何新的运动计划之前，建议先进行健康评估，咨询医生或其他专业人员。专业人员可以提供有关如何安全地进行体育活动的指导，并帮助确定适合提高生育健康的运动类型和强度。例如，对于精子质量已经受损的男性，过度高强度训练可能会进一步损害精子健康，因此，选择中等强度的运动可能更为合适。

此外，制订运动计划后，定期评估其效果至关重要。这可以通过定期进行体能测试、监测体重和体脂比例，以及评估精子健康状况来实现。根据评估结果，可能需要调整运动频率、强度或类型。例如，如果发现运动强度过高导致疲劳或其他不良反应，应适当降低强度或尝试不同类型的运动。

最后，一个成功的运动计划应该促进健康，提升生活质量，并具体针对提升生育能力的目标进行优化。通过有效地规划和持续地调整，运动可以成为提高男性生育健康的一个有力工具。

运动频率和持续时间应该根据个人的健康状况、年龄和运动目标来制定。世界卫生组织（WHO）和其他健康组织提供了一般的指导原则，适用于大多数成年人，旨在促进整体健康和福祉。

对于 18 ～ 64 岁成年男性，推荐每周至少 150 分钟的中等强度有氧运动，或者每周至少 75 分钟的高强度有氧运动，或者中等强度与高强度活动的组合。有效的中等强度活动包括快步走、慢跑、骑自行车等，而高强度活动则包括跑步、游泳、有氧健身操等。此外，每周至少两天进行涉及主要肌肉群（如腿部、臂部、背部、腹部和胸部）的肌力训练活动。肌力训练不仅可以提高肌肉力量，还可以改善骨骼健康。如果不习惯常规锻炼，建议从轻微强度开始，逐步增加强度和时间。结合不同类型的运动（有氧训练、力量训练、灵活性训练等），以达到更全面的健康效益。

结 语

运动对提高男性的生育能力有着不可忽视的正面影响。通过合理规划运动类型、强度和频率,可以最大化运动的生育益处。持续的体育活动,结合健康的饮食和充足的睡眠,将有助于优化男性的生育健康。

这些职业的从业者要注意生育能力保护

男性不育症是指男性由于各种原因导致生育能力下降,无法使女性怀孕的一种病症。随着现代社会生活方式和工作环境的变化,男性不育症的发病率逐渐上升。特别是某些职业的从业者,因其特殊的工作性质,更需要特别关注生育能力问题。下面将详尽介绍男性不育症的相关知识,并探讨从事哪些职业需要特别注意生育能力保护。

需要特别注意生育能力保护的职业人群

1. 高温环境工作者

这些职业包括:钢铁工人、厨师、焊工、窑炉工人等。

在低体温状态下,也就是35℃左右,有助于睾丸细胞的发育,有助于生成精子和稳定体内的激素水平。高温会抑制精子的产生,降低精子的数量和质量。

这类职业的从业人员应该尽量尝试去改善工作环境、尽量降低工作环境的温度,采取隔热和通风措施。工作期间穿着隔热服，避免长时间高温暴露。工作期间适当休息，避免长时间站立或坐姿。在高温环境中工作后，及时进行冷却，如冷水浴或使用冷敷。

2. 接触放射性物质的工作者

这些职业包括：放射科医生、核电站工作人员、辐射技术人员等。

长期接触电离辐射会损伤睾丸细胞，影响生育能力。辐射可以导致 DNA 损伤和细胞凋亡，直接影响精子的数量和质量，并增加后代患遗传病的风险。

这类职业的工作者要严格遵守辐射防护措施，佩戴防护装备，尽量减少辐射暴露时间。定期检查辐射暴露水平，确保其在安全范围内。

3. 化工行业和接触有害化学物质的工作者

这些职业包括：化工厂工人、农药生产和使用者、制药工人、印刷工人、喷漆工、纺织工人、塑料制品生产工人、农民、园艺工人等。

接触有毒化学物质，如重金属（铅、汞）、农药、苯、甲苯等，可导致精子数量减少和质量下降。这些化学物质可能通过直接毒性作用或内分泌干扰影响精子的生成和功能。

这类职业的从业者可以使用个人防护设备，如手套、口罩、防护服等，减少对有毒化学物质的接触。加强通风，确保工作环境空气流通，减少有毒物质的浓度。要定期进行职业健康检查，监测有毒物质暴露水平。

4. 长期久坐的职业

这些职业包括：司机、办公室白领、程序员等。

久坐会导致局部温度升高、血液循环不畅，影响生殖健康。阴囊长期处于较高温度会影响精子生成，而血液循环不畅会降低睾丸的氧气和营养供应水平，进而导致精子质量下降。

这类职业的从业者可以多次调整工作姿势，每隔一小时起身活动，进行简单的伸展运动，促进血液循环。使用符合人体工学的座椅，保持正确坐姿，抑制阴囊温度升高。可以通过增加运动量、改善生活习惯或通过理疗促进局部血液循环。

5. 压力大的职业

这些职业包括：金融从业者、医生、警察、消防员等。

长期高压工作会导致内分泌失调，影响生育能力。压力会导致体内皮质醇水平升高，干扰激素平衡，进而影响睾酮水平和精子的生成。

这类职业的从业者应该合理安排工作时间，保证充足的休息和睡眠。如有需要，可寻求心理咨询，接受心理治疗。严重者在医生指导下，可使用抗抑郁药物或抗焦虑药物调节情绪。

6. 从事重体力劳动的职业

这些职业包括：建筑工、矿工、搬运工等。

过度劳累可能导致体力和精力不足，影响生育能力。重体力劳动会导致体内产生大量自由基，损伤精子 DNA。此外，长期高强度劳动可能导致内分泌失调，影响精子质量。

这类职业的从业者应该避免过度劳累，保证充足的休息时间。进行适量的康复拉伸训练，缓解肌肉疲劳。摄入足够的营养，注意营养配比，补充碳水的同时要摄入足量的蛋白质，有条件的可以吃一些保健的抗氧化剂和维生素。

7. 航空和航海工作者

这些职业包括：飞行员、空乘人员、船员等。

长期处于高海拔或高纬度地区，高空辐射水平较高，可能影响精子质量。此外，工作时间不规律、时差和疲劳也会对内分泌系统产生负面影响。

这类职业的从业者要做好防护措施，在高海拔或高纬度地区工作时，减少辐射暴露。尽量规律作息，减少时差和疲劳对身体的影响。

8. 电焊工和电力工程师

这些职业包括：电焊工、电力工程师、高压电工等。

长期暴露于电磁场中可能影响精子的质量和数量。电磁场对生殖细胞的影响还在研究中，但已有证据表明高强度电磁场可能干扰细胞分裂和 DNA 修复。

这类职业的从业者要注意使用防护设备，减少电磁场暴露。加强工作环境的安全措施，与高强度电磁场保持距离。

9. 健身教练和运动员

这些职业包括：健身教练、职业运动员、业余高强度训练者等。

长期高强度训练可能导致体内产生大量自由基，损伤精子 DNA。过度训练还可能导致睾酮水平降低和精子生成受抑制。此外，某些运动员可能使用类固醇等药物，这些药物会干扰内分泌系统，影响生育能力。长期高强度训练和低体脂率也可能影响内分泌平衡，进而影响生殖功能。

这类人员应当制订合理的训练计划，避免过度训练，保证充足的恢复时间。合理饮食，确保摄入足够的蛋白质、维生素和矿物质。如因过度训练导致激素失调，可在医生指导下进行激素调节治疗。应避免使用类固醇等药物，如有使用，要在医生指导下逐渐停药。

结 语

男性不育症是一种常见且复杂的病症,其原因多种多样,需要全面地诊断和治疗。特别是某些职业的从业者,由于特殊的工作环境和性质,更需要关注自身的生育能力问题。通过定期体检、改善生活习惯、做好职业防护,可以有效预防和减少男性不育症的发生,提高生活质量和家庭幸福感。

男性也要育前检查

随着现代社会对健康和生育问题关注的增加,育前检查(即在计划怀孕前进行的健康检查)逐渐成为常见的医学建议。人们通常认为育前检查是女性的事情,但事实上,男性同样需要进行育前检查。这不仅有助于发现和解决潜在的健康问题,还可以提高怀孕的成功率和未来孩子的健康水平。

育前检查的必要性

1. 评估生育能力

对男性生育能力的检查包括:生殖器官健康检查、激素水平和精液分析。通过检查男性生殖器官等,确定是否存在影响生育的疾病或异常。测量性激素水平,确保这些激素在正常范围内,这些激素的平衡对维持睾丸的正常生精功能至关重要。对于男性,通过精液分析可以了解精子各项指标以评估其受精成功率。

2. 降低遗传风险

通过家族病史调查和基因、染色体检查等手段了解夫妻双方和各自的家族中是否存在遗传性疾病,这有助于预测未来孩子患遗传性疾病的概率。

3. 排查传染性疾病

这项检查可以发现男性是否感染了可能影响妊娠过程和胎儿健康的病毒、细菌和寄生虫。

4. 心理评估

评估夫妻双方的心理健康状况,确保其在心理上做好为人父母的准备。

5. 营养状况评估

检查夫妻的营养状况,建议合理地饮食和营养补充,以确保孕期母体和胎儿的营养需求得到满足。

6. 生活方式指导

提供有关夫妻双方健康生活方式的建议,如戒烟、限酒、适度运动等,以提高女性受孕成功率和促进孕期健康。

男性育前检查项目有哪些？

1. 病史询问

医生会仔细询问个人病史、家族病史、生活方式、职业暴露、性生活史等内容，被检查者只需如实回答这部分内容即可。

2. 体格检查

医生会让被检查者脱下裤子，首先看一看生殖器外观有没有异常，再戴着手套摸一摸生殖器有没有结节、肿块，睾丸大小是否正常，评估是否有精索静脉曲张、隐睾等。在进行这一步时各位男性朋友们请不要害羞和担心，这是医学检查的正规步骤，而且正规的医院都会全力保护大家的隐私。

3. 实验室检查

精液分析的检查包含很多内容，其中最有意义的指标是精子的数量、密度、活力、形态等。往往要有足够数目、密度且活力高的精子条件，自然妊娠的成功率才会比较高。注意医院内采精方法一般是要求被检查者手淫射出精液，需要各位男性朋友提前做好心理准备。

4. 激素水平检测

如黄体生成素（LH）、卵泡刺激素（FSH）、睾酮（T）等。正常的激素水平也是精子产生的重要条件之一。

5. 基因和染色体检查

通过基因检测，筛查夫妻双方是否携带某些隐性基因突变，这些基因突变可能在后代中表现为严重的遗传病，如地中海贫血、囊性纤维化等。进行染色体核型分析，确保夫妻双方的染色体结构和数量正常，既能排除可能导致流产、胎儿畸形等的染色体异常情况，又能确定夫妻双方是否患有遗传性不孕不育疾病。

6. 影像学检查

影像学检查就是俗话"拍片子"的意思，主要涉及的都是相对简便、便宜的检查，最常用的就是阴囊彩超，用来观察生殖器官的内部结构、大小、形态等是否正常。

7. 感染筛查

病毒筛查：检查是否感染了可能影响妊娠过程和胎儿健康的病毒，如乙型肝炎病毒、丙型肝炎病毒、风疹病毒、巨细胞病毒等。其他病原体检查：检测是否存在一些细菌感染，如梅毒螺旋体、衣原体、淋球菌等。这些感染如果不及时治疗，可能会影响妊娠过程和胎儿健康。寄生虫检查：特别是在一些寄生虫流行的地区，如弓形虫，这种感染可能会通过胎盘传染给胎儿，导致胎儿发育异常。

男性育前检查的注意事项

这里总结了几点关于育前检查需要注意的内容，在前往医院之前最好能做好充分的准备，这样去检查时就能节省时间，一次性检查完所有的项目。

1. 空腹抽血

空腹抽血通常用于检测血糖、肝肾功能、血脂等指标。至少空腹 8 小时，但可以喝少量清水。在抽血前一天晚上避免饮酒和进食高脂肪食物，否则可能影响检查结果的准确性。

2. 检查前禁欲

精液分析前通常建议男性禁欲 2～7 天，这样可以确保精液样本的数量和质量达到最佳状态。禁欲时间过长或过短都可能影响精液质量，从而影响检查结果的准确性。

3. 预约

检查前最好是能在网上了解即将要去医院的检查流程，可以在社交媒体上搜索指定医院，提前了解所有项目。一些项目可能需要预约，以便安排合适的检查时间。预约可以避免长时间等待，确保检查顺利进行。

4. 生活方式调整

检查前尽量戒烟限酒，吸烟、饮酒可能影响检查结果。确保检查前有充足的睡眠和规律的作息时间，有助于身体的健康状态。在检查的前几天还应该避免剧烈运动、高强度健身和重体力劳动，因其可能影响对某些指标的测量，如精液质量和激素水平等。

5. 咨询准备

如实告知医生自己的病史和目前在使用的药物，这有助于医生更准确地解读检查结果。有任何疑问或不确定的事项时，及时向医生咨询，确保所有检查都能顺利进行。

6. 穿着舒适

检查当天建议穿着宽松舒适的衣物，这样便于进行各项体检和抽血。

如果育前检查出现了问题，应该怎么办？

这个时候应该与医生沟通，了解具体问题，并详细询问医生问题的具体情况和严重程度。要听取医生的建议，医生会根据检查结果提供进一步的检查或治疗建议，有时候需要进一步检查以确认诊断。

如果需要用药的话，要根据医生的建议，服用必要的药物进行治疗。并且改变不健康的生活方式，如戒烟限酒、合理饮食、增加运动、补充必要的维生素和矿物质等。按医生的建议定期复查，监测健康状况。保持乐观心态，积极面对问题，不要过度担心。

男性育前检查在现代生育医学中具有重要地位。通过详细的检查和评估，可以发现和处理潜在的生育问题，提高怀孕成功率，确保未来孩子的健康。男性朋友们在计划怀孕前，应积极参与育前检查，与伴侣共同为迎接新生命做好充分准备。男性的健康是家庭幸福和后代健康的基石，让我们一起关注男性健康，从育前检查开始。

维生素与精子健康

在现代社会的快节奏生活中,男性生殖健康逐渐成为公众关注的焦点。精子健康作为衡量男性生育能力的重要标准,其重要性不言而喻。除了生活习惯和遗传因素,营养素的合理补充对精子健康同样至关重要。下面将深入探讨维生素在维护精子健康中的作用,并提供科学的饮食建议,以帮助提升男性生育能力。

维生素A:精子发生的促进者

维生素 A,也被称为视黄醇,是一种脂溶性维生素,对精子的生成和成熟起着至关重要的作用。研究显示,维生素 A 能够激活精原细胞分化,这是精子发生的关键步骤。它还能保护精子免受活性氧的损伤,从而提高精子质量。

B族维生素:生精过程的必需元素

维生素 B_9(叶酸),在男性生精过程中扮演着重要角色。精液中的叶酸浓度显著高于血浆,叶酸缺乏与男性不育症的发生密切相关。适量补充叶酸可以显著提高精液质量,但过量补充可能对生殖细胞的发育和男性生殖健康产生不利影响。

维生素 B_{12}（钴胺素），对精子数量的增加、精子活力的提升和精子 DNA 损伤的减少都有积极作用。研究表明，适当补充维生素 B_{12} 可以提高男性生育力，并改善辅助生殖技术的妊娠结局。

维生素C：精子活力的守护者

维生素 C，也被称为抗坏血酸，是一种水溶性抗氧化剂。它能够保护精子免受氧自由基的损伤，提高精子浓度和活力。维生素 C 的补充对精子活力和形态的改善具有积极作用。

维生素D：睾酮合成的调节者

维生素 D 不仅参与钙稳态和骨代谢，还与睾酮合成相关基因的调控有关。最新的权威研究指出，维生素 D 水平与精子形态和活力呈正相关，而维生素 D 缺乏可能与精子 DNA 损伤有关。此外，VDR（维生素 D 受体）和维生素 D 代谢酶在男性生殖系统中高度表达，提示维生素 D 可能通过影响精子的生成和成熟过程发挥作用。维生素 D 缺乏可能导致精子活力下降，影响男性生育能力。

维生素E：抗氧化损伤的防御者

维生素 E，也被称为生育酚，是一种重要的脂溶性抗氧化剂。它能够对抗生物膜上脂质过氧化产生的自由基，保护精子免受氧化损伤。维生素 E 的补充可以显著改善精子活力、数量和形态。

其他辅助营养素

除了上述维生素外，维生素 K_2 与钙代谢密切相关，可能在维持精子成熟和运动能力方面发挥作用，但其与男性生育的直接联系尚需进一步研究。其他营养素，如左旋肉碱、番茄红素、氨基酸、辅酶 Q_{10} 和果糖等，也对精子健康至关重要。这些营养素通过不同的机制，共同维护精子的健康和功能。

维生素对精子健康的科学解释

维生素对精子健康的积极作用得到了科学研究的支持。例如，维生素 A 通过促进精原细胞的分化来支持精子的生成。维生素 C 和维生素 E 的抗氧化特性有助于减少可能损害精子的自由基。维生素 D 对于维持钙平衡和支持睾酮的合成至关重要，而 B 族维生素则直接参与精子的生成和发育过程。

营养素的日常来源

了解各种营养素的日常来源对于确保其充足摄入至关重要。例如，含维生素 A 丰富的食物包括胡萝卜、甜薯和绿叶蔬菜。维生素 C 可以在柑橘类水果、草莓和猕猴桃中找到。维生素 D 的自然来源包括日晒和某些鱼类，如鲑鱼和青花鱼。维生素 E 则广泛存在于坚果、种子和植物油中。

结 语

精子健康是男性生育能力的重要组成部分，维生素和辅助营养素的合理补充对精子健康具有不可忽视的作用。在备孕期间，男性应重视营养素的平衡摄入，通过科学的饮食和生活方式，提高自己的生育能力。同时，建议在专业医生的指导下，根据自身情况合理补充营养素，以达到最佳的生育效果。

注意排卵期同房

备孕是许多家庭计划中的重要一步，而了解女性排卵期并选择正确的同房时间无疑可以大大提高受孕的概率。下面将提供一些实用的建议，帮助备孕夫妻更科学地把握排卵期同房的最佳时机，以期达到高效受孕的目的。

了解月经周期

月经周期通常分为以下几个阶段，每个阶段都有其独特的生理特点。

月经期（Menses）：周期的第 1～5 天，以子宫内膜脱落和月经血的排出为标志。

卵泡期（Follicular Phase）：从周期的第 1 天开始，持续到排卵前，雌激素水平逐渐上升。

排卵期（Ovulation）：约在周期的中间，成熟的卵泡释放卵子。

黄体期（Luteal Phase）：排卵后开始，黄体形成并分泌孕激素。

分泌期（Secretory Phase）：黄体期的一部分，子宫内膜进一步发育。

月经前期（Pre-Menstrual Phase）：黄体期的最后几天，为下次月经来潮做准备。

掌握女性伴侣的月经周期是预测排卵期的第一步。一个标准的月经周期通常在 21～35 天，而排卵多发生在周期的中间阶段，在下次月经来潮前的 14 天左右。通过记录并分析几个月的周期数据，可以更准确地估算出排卵日期。

使用排卵预测工具

排卵试纸和基础体温测量是两种有效的排卵预测工具。排卵试纸能够通过检测尿液中的黄体生成素水平来预测排卵时机，而基础体温的微小变化同样可以作为排卵发生的信号。这些工具能够提供更为精确的排卵信息，帮助夫妻选择最佳的同房时间。

观察身体信号

排卵期的女性身体会出现一些显著变化，例如宫颈黏液增多、乳房胀痛等。特别是宫颈黏液的变化，当它变得清澈、滑润且有弹性时，通常意味着排卵即将发生。这些自然信号是判断同房时机的重要依据。

咨询医生或专业人士

对于月经周期和排卵情况存在疑问,或有性健康和生育方面的问题时,及时咨询医生或专业人士是明智的选择。他们能够提供个性化的建议,确保备孕过程的顺利进行。

注意身体健康和安全

备孕期间,夫妻双方的身体健康和安全是最重要的考虑因素。进行全面的身体检查,保持良好的饮食和作息习惯,进行适当的运动,都有助于提高生育能力。在同房时,应确保双方都处于舒适、放松的状态。

排卵期同房后的注意事项

同房后,女性应注意外阴清洁,适当休息,加强营养,改正不良习惯,并定期进行身体检查。如果未采取避孕措施,建议在同房后 10 天左右通过检查血清中人绒毛膜促性腺激素水平判断是否怀孕。

合理安排同房频率

对于月经规律的女性,可以推算出排卵期,并在排卵期前的 2 天内及排卵后的 24 小时内安排同房,这是受孕概率最高的时段。可以选择每天或隔天同房一次,以增加受孕机会。

心理调适与压力管理

备孕期间，夫妻双方的心理状态同样重要。过度的压力和焦虑可能会影响生育能力。因此，合理的心理调适和压力管理是提高受孕概率的重要因素。

备孕期间常见误区的解答

误区一：频繁同房能提高受孕概率。解答：应适度同房，避免精子数量和质量下降。

误区二：备孕期间女性需要大量补充营养。解答：应合理膳食，避免过量营养补充。

误区三：备孕只是女性的事情。解答：备孕是夫妻双方的事情，男性同样需要关注健康。

误区四：使用排卵预测工具就一定能准确预测排卵。解答：结合多种方法预测排卵，提高准确性。

误区五：年龄对男性生育能力没有影响。解答：精子质量可能随年龄增长而下降，需注意。

误区六：一旦开始备孕就能立即怀孕。解答：保持耐心，积极尝试。

误区七：性生活必须在排卵期进行。解答：整个备孕期间都应保持和谐性生活。

结 语

排卵期同房是提高受孕机会的关键环节。通过了解月经周期、使用排卵预测工具、观察身体变化、咨询专业医生以及注意身体健康和安全，备孕夫妻可以更科学地安排同房时间。同时，合理安排同房频率、注重心理调适、生活方式的调整、孕前检查和遗传咨询，将有助于顺利完成备孕计划。通过上述措施，希望能够帮助备孕夫妻提高受孕的概率，迎接新生命的到来。记住，科学备孕、健康生活，是给未来宝宝最好的礼物。

男性也有最佳生育年龄

由于经济社会发展、人均寿命延长，与此同时我国人口婚育年龄推迟，大龄夫妻生育需求逐渐增加。根据 2020 年以来各省份陆续发布的人口普查年鉴以及部分省份民政部门发布的数据，17 个省份男性平均初婚年龄均已超过 27 岁，其中有 8 个省份男性平均初婚年龄已经超过 29 岁。由此可见，高龄男性的生育问题已日益严峻。

伴随着年龄的增长，男性、女性的生育能力都会下降。大于 35 岁的女性在生育时面临着怀孕困难、流产率高、新生儿出生缺陷发生率高等风险。目前男性高龄初育的年龄界值尚无定论。尽管如此，男性随着年龄增长，生育风险增高却是不争的事实。大量针对高龄男性生育问题的研究指出，男性超过 35 岁，其性功能减退、精子质量下降、子代患病率升高等风险明显增大。因此，一般认为男性最佳生育年龄在 35 岁以前。

1. 高龄男性精子细胞衰老

众所周知，男性通过精子生育并将遗传信息传递至子代。

高龄男性生殖细胞衰老的表现是多方面的，包括精液量减少，精子浓度和活力下降，精子DNA碎片指数（DFI）升高及精子DNA甲基化等表观遗传学改变。研究报道，34岁前的精液指标没有明显变化，40岁以后精子浓度和正常形态精子比例降低，40岁及以上男性的精子DFI显著升高。

造成男性精子细胞质量下降的因素很多，其中很重要的一个原因是活性氧（ROS）的毒性作用。随着年龄的增长，人体的抗氧化能力逐渐衰退，不能及时清除体内产生的ROS。ROS可通过与脂质、蛋白质及DNA分子的相互作用，造成脂质过氧化、DNA断裂等损伤。在生精过程的某些关键阶段，精子非常容易受到ROS的攻击，从而导致高龄男性精子数量减少和质量降低。

2. 高龄男性身体机能下降

男性随着年龄的增长，体内促性腺激素、睾酮等激素水平均下降，从而出现体能和精力下降，性欲减低，勃起功能减弱，性活动减少等一系列症状。此外，高龄男性合并生殖系统之外其他系统疾病的概率增加，一方面这些疾病会影响其性功能；另一方面正在使用的治疗药物可能对其性功能有负面影响。例如，高血压患者使用的治疗药物中，有一部分可能导致勃起功能障碍；治疗前列腺增生的某些药物可能引起逆行射精；一些抗焦虑药物可能造成射精延迟等。

3. 高龄男性后代出生缺陷风险增加

高龄不仅使男性精子数量减少、质量下降，降低配偶的受孕率，而且会影响胎儿在宫内的发育，增加出生缺陷和子代儿童期患病的风险。

许多研究表明，男性年龄超过40岁对胎儿在宫内的发育有负面影响，一定程度上会导致不良的孕产结局，包括自然流产、胎儿停育等。同时，高龄男性的子代出生缺陷明显增加，研究表明，大于45岁男性生育的子代患动脉导管未闭、神经系统畸形、四肢畸形等疾病的风险较29岁男性的子代均高出1倍以上。此外，一些罕见的综合征也与男性高龄有关，如软骨发育不全、致死性骨发育不全、成骨不全、Apert综合征（阿佩尔综合征）、Pfeiffer综合征（5型尖头并指综合征）、Crouzon综合征（克鲁宗综合征）及Marfan综合征（马方综合征）等。还有研究指出，高龄男性生育的子代在儿童期患各种疾病的风险也升高，如视网膜母细胞瘤、急性淋巴细胞白血病、自闭症、精神分裂症。由此可见，男性高龄不仅影响胎儿在宫内的发育，也与子代各种类型的出生缺陷和儿童期疾病有关。

4. 在适宜年龄及时生育更好

高龄男性的生育力下降，配偶受孕困难，越来越多的高龄男性有意愿借助于辅助生殖技术。正如前文所述，高龄对男性生育力的影响是深层次、全方面的。因此，高龄男性对待生育的问题必须审慎。

尽管现代辅助生殖技术已经能降低因男性高龄而致子代某些疾病的患病率，但在适宜年龄及时生育会更好。或者将精子冷冻，以便随年龄增长或其他因素导致精子质量不佳时有高质量的精子可以用于辅助生殖。

如何提高男性生育能力？

想要提高生育能力，男性日常可从以下几方面做起。

锻炼身体：平时应该注意锻炼身体，这样不仅能够提高身体素质，提高身体免疫力，同时也能够提升睾酮水平，改善乏力、精神状态不佳等一系列症状。

培养良好的生活习惯：烟酒最好戒掉，烟草中有上千种毒性物质，吸烟不仅会危害自己的身体健康，还会造成妻子流产、停育；关于饮酒，酒精的主要成分是乙醇，酒精中的乙醇和乙醇代谢物会影响人体下丘脑、垂体、性腺功能和睾丸的生精能力，长期过量饮酒会影响胚胎质量，造成后代有出生缺陷及染色体异常等情况。因此，备孕的男性尽量不要吸烟或饮酒。另外，还要注意保持良好的作息习惯，尽量不要熬夜。

第三章

消灭生育路上的拦路虎

结婚多年，妻子仍是处女
——无法完成性生活

洞房花烛夜是人生一大乐事，但这并不是针对所有的人。大家可能不知道的是，有一些夫妻，在婚后多年，妻子仍然是处女。这一尴尬局面的形成，主要源于男方无法克服生理或心理障碍，又因羞于启齿，导致问题拖延多年未能解决。这种情况说明夫妻双方都是性经验比较少，比较专一的人。

那么，到底是什么原因导致这种情况发生的呢？根据数十对夫妻的情况，我们总结出以下几类情况。

1. 勃起正常，就是无法插入

这类患者如果处理不好其实是最可惜的。这类患者的特点就是，双方结婚后大部分是第一次进行性生活，又没有良好的性知识，双方都害羞、内向。刚开始的时候可能他们尝试很久没能找到阴道口，逐渐男方的阴茎就软下来了，女方心里有怨言但是又不好意思直接说，男方也摸不着头绪，多次性生活的失败就会逐渐造成男方的心理阴影，让其出现"阳痿"的症状。

还有些夫妻找到阴道口了，但是因阴道干涩、女方疼痛未能成功插入，一来二去也会造成双方的性关系越来越僵。建议这些患者，首先要学习相关的性知识，另外双方要充分地沟通，相互鼓励，逐渐磨合。房事前多使用手指尝试，寻找位置，同房时使用体液、润滑剂等辅助润滑非常重要。

2. 开始勃起正常，一旦准备插入就疲软

这类患者的特点就是男方既往手淫时间长，且比较频繁。开始刺激时阴茎能够勃起，在准备插入，尤其是先戴套再插入时一分心就疲软了，之后就无法勃起了。主要原因是性刺激不够，勃起维持时间短。这类患者可能由于过去长期频繁的手淫使其对于普通的性刺激已经没有了反应，所以寻找刺激方式很重要，有了良好的刺激还是能够正常"奋战"的。也可以同时使用一些药物，如"伟哥"等，来辅助勃起。

3. 没人时勃起良好，同房时勃起硬度不够

这类患者的特点就是传说中的"闷骚"，极度内向，一旦把自己的行为暴露在别人的视线下就会心里发慌。应对方法主要是需要不断鼓励，让男方能够主动尝试，同时需要女方配合，不能责备男方，女方在房事的过程中尽量不说话、不主动，当男方逐渐把两个人当成一个人时，问题就解决了。

4. 本身硬度差，无法性生活

当然也可能是有些患者本身患有"阳痿"，新婚无法完成性生活。那么要根据患者的病因、病情程度进行相应的治疗。

5. 还没有开始性生活就已经射精了

这类患者不是我们常说的"阳痿"，而是"早泄"。他们通常是性生活比较少的"新手"，在新婚的时候过于兴奋和紧张而导致还没插入就射精。这时需要女方的耐心，可以选择休息1～2小时再"战"，或者安慰一下，下次再进行。那么随着兴奋性的下降，男方情况通常是能逐渐好转的。最怕的是女方不断地责备或者闷头生气，这样会逐渐导致男方惧怕性生活，从而无法正常完成。

其实，大部分婚后无法完成性生活的朋友都是心理问题，通过不断对性知识进行学习和双方耐心地沟通是可以逐渐完成性生活的。

妻子一说到日子了，丈夫就紧张
——排卵期 ED

在宁静而温馨的小镇上，小张和小红是一对人人称羡的恩爱夫妻。他们如胶似漆，无论走到哪里，总是手牵手，脸上洋溢着幸福的笑容。他们的爱情故事，如同春日里绽放的花朵，绚烂而美好，给周围的人带来了无尽的温暖和希望。然而，近期这对恩爱夫妻却遭遇了前所未有的挑战——排卵期 ED（勃起功能障碍）问题，这给他们的感情生活蒙上了一层阴影。

排卵期ED的原因

排卵期 ED，即女性在排卵期期间，男性伴侣出现的勃起功能障碍，这是一个复杂而敏感的话题。它可能由多种因素导致，既有生理上的原因，也有心理上的因素。生理上，男性在特定时期可能由于激素水平的变化，如睾酮水平的波动，导致性功能受到影响；此外，一些慢性疾病，如糖尿病、高血压等，也可能对男性的性功能产生负面影响；在排卵期，女性体内激素水平的剧烈变化，也可能间接影响到男性的生理反应。心理上，压力、焦虑、抑郁等情绪问题，以及夫妻间的沟通障碍，都是导致排卵期 ED 的重要原因。小张和小红在面对这一问题时，起初都感到困惑和不安。他们担心这是否意味着彼此之间的感情出现了问题，还是预示着某种潜在的健康危险。

如何克服排卵期ED

面对这一挑战，小张和小红没有选择逃避，而是勇敢地面对，携手共克难关。他们通过咨询专业医生，了解排卵期 ED 的成因和治疗方法，逐渐找到了适合自己的解决方案。

1. 专业医生的讲解与指导

小张和小红首先选择了寻求专业医生的帮助。医生详细解释了排卵期 ED 的成因，消除了他们心中的疑虑和恐惧。医生指出，排卵期 ED 并非不可治愈的疾病，而是可以通过科学方法和合理调整来得到改善的。医生为他们制订了一套个性化的治疗方案，包括药物治疗、心理疗法和生活方式的调整。药物治疗主要用于改善男性的勃起功能，而心理疗法则旨在缓解压力、焦虑等情绪问题，增强夫妻间的沟通和信任。生活方式的调整则包括改善饮食习惯、增加运动量、保证充足的睡眠等，这些都有助于提高男性的身体素质和性功能。

2. 加强沟通与理解

在医生的指导下，小张和小红开始加强彼此间的沟通和理解。他们学会了如何更好地表达自己的感受和需求，如何在面对困难时相互支持和鼓励。通过坦诚地交流，他们发现彼此之间的感情并未因排卵期 ED 而减弱，反而因为共同面对困难而更加深厚。

3. 调整生活方式与心态

为了改善身体状况，小张和小红开始调整自己的生活方式和心态。他们制订了合理的饮食计划，增加了富含蛋白质、维生素和矿物质食物的摄入，减少了油腻、辛辣等刺激性食物的摄入。同时，他们还增加了运动量，每天进行适量的有氧运动，如散步、慢跑、游泳等，以提高身体素质和免疫力。在心态上，他们学会了如何放松自己，减少压力和焦虑。他们尝试通过冥想、瑜伽等方式来放松身心，保持平和的心态。此外，他们还学会了享受生活中的"小确幸"，如一起看电影、听音乐、旅行等，这些都有助于缓解压力，增进夫妻间的感情。

4. 坚持治疗与复查

在医生的指导下，小张和小红坚持进行治疗和复查。他们根据医生的建议按时服药、进行心理疗法和生活方式的调整。同时，他们还定期到医院进行复查，以了解治疗效果和身体状况的变化。经过一段时间的努力，小张的勃起功能得到了明显改善。他们重新找回了曾经的幸福和甜蜜，夫妻间的感情也因此更加牢固。

在医生的详细讲解和指导下，小张和小红不仅摆脱了排卵期 ED 的困扰，还学会了如何更好地维护自己的身体健康和夫妻间的感情。医生的专业知识和丰富经验为他们提供了帮助和支持。医生强调，面对排卵期 ED 等性功能问题，夫妻间应该保持坦诚沟通和理解，不要将问题归咎于对方或自己，而是应该共同面对和解决。同时，医生还提醒他们要注意保持良好的生活习惯和心态，这对于改善性功能和提高生活质量至关重要。如今，小张和小红已经重新找回了曾经的幸福和甜蜜，他们更加珍惜彼此的感情和相处时光，学会了如何更好地沟通和理解对方。

无法在妻子体内释放
——射精困难

小李和小爱结婚已经两年了,他们一直渴望拥有自己的孩子。然而,让他们困惑不解的是,无论怎么努力,小李就是无法在小爱体内射精。这个情况对他们的生活产生了极大的困扰,也影响了他们的感情。在深入了解后,他们发现小李有多年的手淫习惯,这可能是导致他特殊射精方式和射精阈值升高的原因。经过医生的精心治疗,小李终于克服了这个问题,并成功备孕。下面,我们就来科普一下关于射精困难的知识。

什么是射精困难?

射精困难,也被称为射精障碍,是指在性生活中难以达到或维持射精的状态。这可能是心理因素、生理因素或两者兼有导致的。在一些情况下,长期的手淫行为可能会影响男性的射精机制,造成射精方式的改变和射精阈值的升高。

如何诊断和治疗射精困难呢？

对于小李的情况，医生首先进行了详细的病史询问和体格检查，以了解他的生活习惯、健康状况和心理状态。通过沟通，医生发现小李确实存在多年的手淫行为，这可能对他的性功能产生了潜在影响。接下来，医生给小李开具了一系列的检查，包括精液分析、性激素水平检测等，以排除其他潜在的生殖系统疾病。这些检查结果可以帮助医生更准确地诊断问题所在。

在明确诊断后，医生为小李制订了个性化的治疗方案。首先，医生建议小李减少手淫的频率，并逐渐改变不良的生活习惯。同时，医生还为他提供一些性技巧和方法的指导，以帮助他在性生活中更好地控制射精。此外，心理治疗也是非常重要的一环。医生通过认知行为疗法、性治疗等方法帮助小李调整心态，减轻心理压力，从而改善性功能。

如果以上方法效果不佳，医生还可能考虑采用药物治疗或其他治疗方法。但需要注意的是，任何治疗都应在专业医生的指导下进行，以确保安全和有效性。

在小李接受治疗期间，他积极配合医生的指导，逐渐改变了自己的生活方式和心理状态。经过一段时间的治疗后，他惊喜地发现自己在性生活中的表现有了明显的改善。最终，在医生的指导下，他成功地更改了射精方式，并且备孕成功。

这个案例让我们更加深入地了解了射精困难这一问题的原因、诊断和治疗方法。当然，每个人的情况都是独特的，因此在遇到类似问题时，一定要及时咨询专业医生以获得准确的诊断和治疗建议。

除了小李的情况外，我们还需要注意其他可能导致射精困难的因素。例如，一些慢性疾病、药物使用、手术或创伤等都可能对男性的性功能产生不良影响。此外，长期的焦虑、压力或抑郁等情绪问题也可能导致性功能异常。因此，保持健康的生活方式、良好的心理状态和适当的社会支持对维护正常的性功能至关重要。在备孕期间，夫妻双方还应该注意饮食营养均衡、适当运动、保持良好的作息规律等，以提高受孕成功率。

总之，射精困难虽然可能给夫妻生活带来困扰，但只要及时就医、积极配合治疗，并保持良好的生活习惯和心态，大多数问题可以得到有效解决。希望小李的案例能够为广大男性朋友提供有益的启示和帮助。

没结婚遭遇癌症化疗,还能生育吗
——人类精子库

小王从重点大学毕业后找到了理想的工作,小王跟自己的女朋友也谈得来,他对未来充满美好的期许,但最近小王经常出现咽喉炎和口腔炎,并伴有不明原因发烧、面色变白、出血倾向,而且膝关节和肘关节疼痛,小王到医院检查后确诊为白血病,接诊的主治医师告诉小王,白血病预后良好,但需要经过化疗和骨髓移植,这很可能会影响小王的生育能力,所以建议小王到人类精子库进行男性生育力保存,也就是把自己的精子冷冻起来,做个"生殖保险",这样以后的生育问题就有保障了。

小王的困境是很多男性,尤其是肿瘤患者面临的问题,到人类精子库进行生殖保险可以有备无患,未雨绸缪,这就需要我们了解什么是人类精子库,哪些情况下可以考虑冻精,冻精安全吗、能保存多长时间,冻精前的基本检查和冻精大约需要的时间,冷冻数量和肿瘤患者是否有绿色通道等问题。

什么是人类精子库

人类精子库是指利用超低温冷冻保存等技术，采集、检测、保存和外供人类精子用于治疗部分男性不育症，预防遗传病，提供生殖保险，并进行相关科学研究的医疗机构。

人类精子库从概念提出到临床应用经历了一个漫长的历史过程。文献记载，Spallanani 在 1776 年最早研究了冰雪对人类精子的影响；Montegazza 在 1866 年发现人类精子经过 –15℃ 冷冻后仍有部分存活，据此，他首次提出人类精子库的概念，并设想利用低温冻储士兵的精液，以便为将来在战场上牺牲的士兵的遗孀进行人工授精。1960 年，美国建立了世界上首家人类精子库，随后很多国家也相继建立了人类精子库。我国第一家人类精子库是由原湖南医学院（现中南大学）卢光琇教授于 1981 年建立的，截至目前，我国共有 29 家获批的人类精子库在运行。

哪些情况下可以考虑冻精

一般来说，只要是自己想冷冻精子的男性都可以进行冷冻，但主要还是下列四类人群。

首先是肿瘤患者。肿瘤以及对肿瘤的治疗都可能影响男性生育能力，所以，有的肿瘤患者，尤其是在接受放化疗前的患者会考虑冻精。

其次是某些职业的从业人员。在从事这些职业之前的男性也建议冷冻精液,这些职业包括纺织业、临床实验室、印刷业和干洗业等,做这些工作的男性可能会接触到损害生育能力的化学物质。此外,医务工作者可能接触到雌激素类药物、气体麻醉剂、化疗药物、有生殖毒性的药物,还可能接触病原微生物(如乙肝病毒和人类免疫缺陷病毒等);士兵则可能接触影响生育的放射性物质、化学物品等;还有些职业男性可能接触除草器、杀虫剂等。

再次是接受可能影响生育的治疗的患者。有些患者因为治疗某些疾病,而不得不使用对生育干扰较大的药物;有些患者接受涉及睾丸或者性功能的手术,如前列腺切除术、腹膜后淋巴结清扫术等。

最后对于有些不育症患者,冷冻精液可以作为辅助治疗措施,无精症患者进行睾丸穿刺取精或者附睾穿刺取精,剩余的精子,如果实验室技术成熟,可以进行冷冻保存,以避免反复进行睾丸穿刺或附睾穿刺。

过去一般认为男性生育能力不受年龄影响,但最近的研究表明,男性精子的质量从 25 岁起衰退,国内外文献报道了大龄男性因精子损伤导致的 20 余种后代出生缺陷,另有研究报道,在同样有正常性生活的情况下,要使女性怀孕,45 岁以上男性比 25 岁男性要花更长的时间(约为 6 倍);与 25 岁年轻男性相比,40 岁以上的男性在 1 年之内使其配偶怀孕的概率下降 50%。

冻精的安全性和保存时间

冷冻的精子是保存在 -196℃的液氮里,精子损伤的过程一般是在从室温到 -196℃液氮的冷冻过程和从 -196℃液氮到室温的复苏过程,保存在液氮中时比较安全,因为能够造成保存在液氮中精子损害的危险因素主要来自宇宙射线,但需要足够长的时间才能使辐射累积量达到造成精子损害的程度,所以在液氮里保存的精子一般是安全的,足够男性整个生殖周期的需要。目前国外报道有使用最长冷冻 28 年的精子(用于人工授精)和最长冷冻 40 年的精子(用于试管婴儿)仍能生出健康宝宝的案例。

冷冻数量

研究表明,大约 6 个宫腔内人工授精周期可获得一次成功妊娠,因此建议精液冷冻管数要够做 6 个周期人工授精,还要有 1～2 管用于做试管婴儿。此外,还有二孩、三孩问题,因此建议一次冷冻能满足生育需求的足够数量的精子,具体情况需要到人类精子库现场咨询。

肿瘤患者冻精是否有绿色通道

冻精的常规通道是先检查,合格后再冷冻,所以所需时间较长:一般检查需要 3～5 个工作日,检查合格后,冷冻足够精液又需要一周左右。肿瘤患者往往在确诊后需要尽快进行治疗，所以进行自精冻精的时间窗很短，人类精子库为此开辟了绿色通道，或者叫应急通道，应急通道是检查和冷冻一起进行，放到单独的液氮罐里，大约3个工作日就可以完成，然后等待化验结果，如果结果正常则把精液转移到共用液氮罐里。

结 语

"天有不测风云，人有旦夕祸福"，《寒窑赋》里的千古名句道出了人生无常、祸福难测的真谛。未结婚、生育的男性如果患上肿瘤，在放化疗前到人类精子库把自己的精子冷冻起来，将来就有可能利用冻精生育健康的后代。

丈夫说"开枪"了，但是没有"子弹"——逆行射精

小张是一名糖尿病患者，近年来他发现自己的精液量逐渐减少，甚至近两年在射精时虽然有射精感觉，但并无精液流出。经过专业医生的诊断，小张被确诊为逆行射精。为了帮助大家更好地了解逆行射精，下面将从其原因、诊治等方面进行介绍。

逆行射精的原因

逆行射精是指精液在射精时未能通过尿道排出体外，而是逆流入膀胱内。这一现象可能由多种因素引起，主要包括心理因素、药物因素、神经性因素以及泌尿系统感染等。

1. 心理因素

长期处于精神紧张、焦虑的状态可能会导致逆行射精。心理压力不仅影响神经系统的正常功能，还可能干扰射精反射的正常进行。因此，保持良好的心态、缓解焦虑心情对于预防逆行射精具有重要意义。

2. 药物因素

某些药物，如肾上腺素受体阻滞剂、抗精神类药物等，可能会阻断交感神经功能，导致逆行射精。糖尿病患者通常需要长期服用治疗药物，这些药物有可能影响到正常的射精功能。因此，在使用这些药物时，应严格遵医嘱，并密切关注身体的反应。

3. 神经性因素

神经系统的损伤或病变，如脊髓损伤导致的神经功能失常，也可能引发逆行射精。糖尿病是一种代谢性疾病，长期的高血糖状态会对神经系统包括周围神经和自主神经造成损害。这种神经性病变可能影响膀胱颈口括约肌的功能，导致逆行射精的发生。

4. 泌尿系统感染

膀胱炎、前列腺炎等泌尿系统感染也是逆行射精的常见原因。这些感染可能导致膀胱颈口括约肌的功能障碍，使精液无法正常排出。因此，糖尿病患者应注意个人卫生，避免细菌感染的发生。

逆行射精的诊治

逆行射精的诊断通常需要通过详细的病史询问、体格检查以及相关的实验室检查来进行。治疗方法则根据具体病因的不同而有所差异。

1. 诊断

病史询问：医生会详细询问患者的病史，包括糖尿病的病程、治疗方案、射精情况等。

体格检查：通过体格检查，医生可以了解患者的膀胱、前列腺等器官的情况，以及是否存在神经性病变等。

实验室检查：包括尿常规、精液分析、膀胱镜检查等，以明确是否存在泌尿系统感染或神经性病变。

2. 治疗

心理治疗：对于心理因素导致的逆行射精，心理治疗是重要的一环。心理疏导、放松训练等方法，可以帮助患者缓解心理压力，改善射精功能。

药物治疗：对于药物因素引起的逆行射精，可以在医生的指导下调整药物剂量或更换药物。同时，也可以使用一些改善射精功能的药物，如盐酸麻黄碱片等。

手术治疗：对于神经性病变或泌尿系统感染引起的逆行射精，可能需要通过手术进行治疗。例如，对于膀胱颈口括约肌功能障碍的患者，可以进行膀胱颈口括约肌修复术等手术治疗。

试管生育与逆行射精

逆行射精可能对生育造成一定影响，因为精子无法正常排出体外，降低了自然受孕的可能性。然而，随着辅助生殖技术的不断发展，试管生育为逆行射精患者提供了新的生育途径。

对于逆行射精患者，医生可以通过特殊的方法从患者的尿液或膀胱中回收精子。这些精子经过处理后，可以用于体外受精。

需要注意的是，试管生育的成功率受多种因素的影响，包括患者的年龄、精子质量、卵细胞质量、胚胎质量以及子宫内膜的环境等。因此，在进行试管生育前，患者应进行全面的身体检查，以评估生育能力和成功率。

结 语

逆行射精是一种较为复杂的生殖系统疾病，其发生可能与心理因素、药物因素、神经性因素以及泌尿系统感染等多种因素有关。对于逆行射精患者来说，及时诊断和治疗至关重要。同时，随着辅助生殖技术的不断发展，试管生育为逆行射精患者提供了新的生育途径。通过科学的诊疗和合理的生育规划，患者有望实现生育梦想。小张的案例提醒我们，面对生殖系统疾病时，应保持积极的心态，及时就医并遵医嘱进行治疗。

精液怎么变红了
——血精和慢性精囊炎

小胡，一位正值壮年的男性，前几年发现自己的精液量逐渐减少，并且偶尔伴有血精现象。起初，他并未在意，但随着时间的推移，症状愈加明显，这才引起了他的警觉。经过医生的详细检查，小胡被确诊为患有血精和慢性精囊炎。这一诊断结果让他陷入了深深的忧虑之中，但幸运的是，通过一系列的治疗，最终他成功战胜了这一疾病，并顺利实现了生育愿望。

血精与精囊炎发生的原因

血精，顾名思义，是指精液中混有血液的现象。这一现象通常出现在 25～40 岁的青壮年男性中，且常常在手淫或性生活之后被发现。血精的出现可能有多种原因，其中最常见的是精囊及前列腺疾病。

精囊是男性生殖系统中的重要组成部分，位于膀胱底部的后方，主要负责储存精液。当精囊受到炎症、感染或其他损伤时，其壁上的微小血管可能会破裂，导致血液混入精液中，形成血精。慢性精囊炎是导致血精的常见原因之一。

此外，前列腺炎、前列腺及精囊结核、血吸虫感染、结石、损伤以及前列腺增生等疾病，也可能导致精液中红细胞的增加，从而引发血精。

除了精囊及前列腺疾病外，肿瘤和血液病也是发生血精的可能原因。例如，精囊及前列腺的癌肿和精阜乳头状瘤都可能引起出血。某些血液疾病，如紫癜、维生素 C 缺乏病和白血病，也可能影响身体的凝血机制，导致血液不能正常凝结，从而引发血精。

慢性精囊炎的发生与精囊本身的结构特点密切相关。由于精囊的引流不畅，细菌容易在此处滋生并引发感染。此外，不良的生活习惯、不洁的性生活以及不佳的个人卫生习惯等，也可能增加患慢性精囊炎的风险。

血精与精囊炎的诊断与治疗

针对小胡的血精和慢性精囊炎，医生进行了详细诊断和治疗。

首先，医生通过精液检查发现了小胡精液中的红细胞，这为他初步判断为血精提供了依据。随后，医生又对小胡进行了精囊及前列腺超声检查，以明确是否存在结石、息肉或肿瘤等病变。经过一系列的检查，医生最终确定小胡的血精是由慢性精囊炎引起的，并决定为他进行精囊镜检查和治疗。

精囊镜检查是一种微创技术，通过自然尿道进入精囊进行检查和治疗。这一技术具有操作方便、观察直接、效果肯定等特点，成为诊断和治疗血精、无精、不育症等男性疑难疾病的新武器。在精囊镜检查中，医生发现小胡的精囊内存在结石和炎症病灶。为了彻底清除这些病变，医生为他进行了精囊结石钬激光碎石术和炎症病灶的清除术。术后，小胡的血精症状彻底消失，其生育能力也得到了恢复。经过一段时间的康复和调理，小胡终于实现了生育的愿望。

小胡的经历告诉我们，面对血精和慢性精囊炎等男性生殖系统疾病时，应该及时就医、积极治疗，并配合医生的治疗方案进行个性化的治疗。只有这样，我们才能有效地控制病情、恢复健康，并实现生育的美好愿望。

结 语

血精和慢性精囊炎是男性常见的生殖系统疾病。它们的出现可能由多种原因引起，但只要我们及时就医、积极治疗，就一定能够战胜这些疾病、恢复健康。同时，我们也应该保持良好的生活习惯和个人卫生习惯，以预防这些疾病的发生。

一次睾丸疼痛感却造成无精子症

吴先生曾在上学期间不幸患上附睾炎，经过及时和有效的治疗，他的附睾炎已经痊愈。然而，当他准备与爱人孕育新生命时，却遭遇了一个巨大的挑战——无精子症。经过详细诊断，吴先生被确诊为梗阻性无精子症。这一诊断让他和他的家庭陷入了深深的困惑和担忧之中。

无精子症的定义与分类

无精子症，是一种在精液中无法检测到精子的男性不育症，它不仅让许多家庭无法实现生育梦想，也给患者带来了巨大的心理压力。根据病因和发病机理，无精子症可以分为以下几类。

1. 睾丸前性无精子症

这类疾病通常是由于下丘脑和（或）垂体内分泌功能紊乱，导致睾丸不发育或不生精。例如，特发性低促性腺激素性性腺功能减退症就是一种典型的睾丸前性无精子症。由于下丘脑缺乏释放促性腺激素释放激素的功能，垂体无法释放促性腺激素，从而导致睾丸无法发育和分泌雄激素，进而无法产生精子。

2. 睾丸性无精子症

这类疾病则是由于各种原因导致睾丸本身丧失产生精子的能力。常见的病因包括克兰费尔特综合征、隐睾、纯睾丸支持细胞综合征以及精索静脉曲张等。这些疾病都会导致睾丸的生精功能受损，从而无法产生精子。

3. 睾丸后性无精子症

这类疾病则是精子运输管道梗阻或先天性缺如所致。例如，附睾结核、双侧附睾炎、双侧输精管合并精囊缺如、射精管梗塞等，都会导致精子无法排出体外，从而在精液中无法检测到精子。

梗阻性无精子症发生的原因

梗阻性无精子症是无精子症中较为常见的一种类型。其梗阻的原因既可以是先天性的，也可以是后天性的。

1. 先天性因素

染色体异常可能导致输精管、射精管等管道发育异常，从而引起梗阻性无精子症。此外，先天性输精管缺如也是一种常见的先天性生殖系统疾病，它会导致输精管无法正常输送精子，从而引起梗阻性无精子症。

2. 后天性因素

后天性因素则包括炎症、手术损伤和粘连等。例如，前列腺炎、附睾炎等炎症可能导致输精管、射精管等管道阻塞。而前列腺手术、疝气手术等手术操作则可能损伤输精管，导致梗阻性无精子症的发生。此外，腹腔手术等可能导致粘连的形成，进而引起梗阻性无精子症。

梗阻性无精子症的诊断与治疗

对于梗阻性无精子症的诊断，首先需要进行病史采集和体格检查，特别注意第二性征和生殖器官的发育情况。同时，还需要进行精液分析、内分泌检查、影像学检查以及遗传学检查等，以明确梗阻的部位和原因。

在治疗方面，对于梗阻性无精子症患者需要根据其梗阻的部位和原因制订个体化的治疗方案。以下是一些常见的治疗方法。

1. 药物治疗

药物治疗通常用于调节内分泌系统，例如使用促性腺激素来促进精子的生成。然而，对于梗阻性无精子症患者而言，药物治疗往往效果不佳。

2. 手术治疗

手术治疗是梗阻性无精子症的主要治疗方法之一。根据梗阻的部位和原因，可以选择不同的手术方式。例如，对于输精管或精囊的阻塞或损伤，可以通过手术修复；对于精索静脉曲张引起的无精子症，可以进行显微镜下手术。

3. 辅助生殖技术

对于通过手术修复或药物治疗无效的患者，可以考虑采用辅助生殖技术来实现生育。例如，可以通过睾丸穿刺、附睾穿刺等方式取出精子，然后在体外与卵细胞进行受精，随后植入女性宫腔内，从而达到怀孕的目的。这种方法也被称为试管婴儿技术。

显微镜下输精管附睾吻合术

在吴先生的案例中，他选择了显微镜下输精管附睾吻合术作为治疗梗阻性无精子症的方法。这是一种借助手术显微镜进行的精细手术，通过将直径仅 0.4 毫米的附睾管与输精管在放大 20 倍的情况下进行吻合，从而恢复精子的运输通道。

显微镜下输精管附睾吻合术具有手术创伤小、术后并发症少等优点。然而，该手术对外科医生及手术器械的要求极高，因此相对费用也较高。不过，该手术的成功率相当高，且术后患者配偶自然受孕的概率也在 30%～40%。

经过显微镜下输精管附睾吻合术的治疗，吴先生终于成功恢复了生育能力。他的经历不仅让他和家人重新燃起了生育的希望，也为其他梗阻性无精子症患者提供了宝贵的经验。

结 语

无精子症是一种复杂的男性不育症，其病因和发病机制多种多样。对于梗阻性无精子症而言，及时地诊断和治疗至关重要。显微镜下输精管附睾吻合术作为一种有效的治疗方法，为许多梗阻性无精子症患者带来了生育的希望。然而，每个患者的具体情况不同，因此治疗方案也需要根据个体情况进行调整和优化。希望未来能有更多的研究和创新，为无精子症患者带来更多的福音和希望。

多年不育竟然是因为没有输精管

小李是很多人眼中的成功人士，家庭条件优渥，大学毕业后进入令人羡慕的国企，工作后很快认识了小刘，两人情投意合，很快成立家庭，过上了幸福美满的生活。但家家有本难念的经，最近小李愁眉不展，原来是婚后两人一直没有孩子，双方家长都着急抱孙子，催得比较急，于是小李到了当地有名的生殖中心，查了3次精液却都发现没有精子，精液量少，只有0.5毫升，pH（酸碱度）很低，只有6.0，大夫查体后说小李的睾丸大小正常，但附睾不正常，附睾头部饱满，尾部摸不清楚，双侧输精管也摸不清楚，于是让小李做了进一步检查，B超提示双侧附睾尾部缺失，双侧输精管缺如，进一步的血液检查提示生殖激素、染色体和Y染色体微缺失结果正常。

小李所患的疾病是输精管缺如。输精管缺如是男性生殖系统先天性畸形病变，属于梗阻性无精子症，这种疾病早在18世纪中叶就被人们发现，但由于当时诊断手段的局限，直到20世纪前半叶，全世界只有25例报道，随着生殖医学技术的不断进步，输精管缺如不断为大家所认识。输精管缺如一般伴有精囊和部分附睾缺如，分为双侧输精管缺如和单侧输精管缺如，单侧输精管缺如的患者有时伴有同侧肾脏缺如。

输精管缺如患者往往身体健康，性生活正常，一般是因为结婚后生不了孩子才就医从而得到确诊。一般表现为一侧或者双侧摸不到输精管，附睾头部增大，附睾尾部摸不到，精液量少，精液pH低，无精子，精浆果糖含量低，甚至果糖含量是0，但睾丸穿刺一般有精子。

因为发现输精管缺如有家族聚集现象，所以人们发现这种疾病后就怀疑其跟遗传因素有关，随后人们发现囊性纤维化与先天性输精管缺如在临床上密切相关，更加使人们相信输精管缺如是遗传因素所致，在20世纪80年代后期，对囊性纤维化患者的遗传学研究取得重大进展，从而帮助人们对输精管缺如的遗传背景有了进一步认识。囊性纤维化是一种常见的致死性常染色体隐性遗传病，在西方发病率约为1/2000，致病基因携带者约1/22，主要表现为慢性肺部疾病，胰腺外分泌功能不足和不育，1989年，人们发现囊性纤维化的致病基因位于7号染色体长臂，这个致病基因产生的蛋白叫囊性纤维化跨膜传导调节蛋白（CFTR），目前囊性纤维化的致病基因已被发现有600多种突变。人们在研究囊性纤维化时发现这些患者往往伴有输精管缺如，所以人们认为这种基因也会导致输精管缺如。随着研究深入，目前根据输精管缺如患者的临床表现及与囊性纤维化的关系，将输精管缺如患者分为2类：第1类与囊性纤维化明确相关，患者多以慢性肺部疾患、胰腺功能不足等就诊，同时伴有汗液中电解质浓度升高等典型的囊性纤维化症状；第2类则病因不明，只有不育的表现，而没有其他异常。

由于目前没有人工材料实现输精管再造，所以输精管缺如患者只能从睾丸或附睾内找精子并结合试管婴儿技术才能生育自己的后代。从睾丸或附睾内找精子，有两种办法：睾丸取精术（简称TESE）和［经皮］睾丸精子抽吸术（简称TESA）；经皮附睾穿刺取精术（简称PESA）。

手术大体流程是：

（1）术前准备，患者需要常规进行术前检查，包括血液检查和尿液检查等，以确保身体状况适合接受手术。

（2）麻醉，这些手术一般是局部麻醉，一般在精索里和皮下打麻药。

（3）手术，如果是睾丸取精术，医生会切开阴囊皮肤，暴露出睾丸，打开睾丸外面坚韧的白膜后，取适量睾丸组织交给实验室工作人员寻找精子，一般输精管缺如患者都可以找到精子，然后就可以做试管婴儿了。如果是［经皮］睾丸精子抽吸术，医生一般在绷紧睾丸后先用5毫升注射器做个通道，然后再用20毫升带侧孔的溶药针进行抽吸，从而取到适量组织交给实验室工作人员。如果是经皮附睾穿刺取精术，医生一般在绷紧附睾后用5毫升注射器抽吸附睾液，然后交给实验室工作人员寻找精子，如果在附睾液找到精子就可以做试管婴儿，找不到精子就需要改用睾丸切开取精术或经皮睾丸穿刺取精术进一步找精子。

小李接受了经皮睾丸精子抽吸术,术后顺利找到精子,并接受了卵胞质内单精子注射技术,小李的爱人很快怀孕并生下一个健康的宝宝。

高大男子却没有精子
—— Klinefelter 综合征

小王名校毕业，虽然胡须稀少，喉结不明显，但身材高大，皮肤白皙，单位工资和福利也都不错，小王的妻子温柔漂亮，夫妻俩是大家心目中的神仙伴侣。但小王最近情绪明显低落，原来小王婚后 2 年一直没有孩子，在当地医院查了 3 次精液都是离心后没有精子，生殖激素检查显示卵泡刺激素（FSH）和黄体生成素（LH）明显升高，染色体核型为 47（XXY），大夫查体说小王睾丸大小只有 1 毫升左右，相当于花生米大小，医生建议小王采用供精实施人工授精或者领养孩子，但小王做梦都想有个亲生后代，他听说我们生殖男科有显微镜下取精技术，所以就来到了我们医院进行诊治。

小王的疾病在医学上叫 Klinefelter 综合征（简称克氏征），俗称小睾丸症，是生殖细胞在减数分裂过程中性染色体未分离所致（40% 发生于精子生成过程中，60% 发生于卵子生成过程中），因此克氏征发病具有一定的偶然性，发生率为 1/1000～1/500。

克氏征患者染色体核型一般为 47（XXY），比正常男性多了一条 X 染色体；但还有一部分克氏征患者的染色体核型是嵌合型，核型为 46（XY）/47（XXY），嵌合型 Klinefelter 综合征患者约占 10%；此外，还有少见情况，如 48（XXYY）和 48（XXXY）等。

克氏征男性的相貌是有特点的，他们往往皮肤白皙、身材高大，但骨骼较细，四肢相对较长，胡须、阴毛及腋毛稀少，同时他们喉结不明显，乳房增大，肩窄、臀宽等。睾丸表现为小而硬的睾丸（睾丸体积中位数为 4 毫升），阴茎和阴毛发育还算正常。有研究提示，克氏征男性患者乳腺癌的发生率比正常男性高 50 倍以上。典型的克氏征患者中 50%～75% 血清睾酮水平降低，90% 血清 FSH 和 80% 血清 LH 水平升高。周围脂肪组织中雄烯二酮的芳香化导致雌二醇升高，雌二醇/睾酮比例增高引起男性乳腺增生。

克氏征患者需要解决雄激素水平低下和生育两大问题。

对于患者血液中雄激素水平低的问题，建议补充外源性雄激素，补充外源性雄激素的目的不是生育，而是自身健康（性生活和身体其他系统的健康问题），但最好在生育问题解决后补充外源性雄激素，因为补充外源性雄激素有可能会影响到取精率。

生育问题则可以选择供精（利用人类精子库的精子进行供精人工授精或者供精试管婴儿），或者显微镜下取精。显微镜下取精是利用手术显微镜把视野放大 20～25 倍以寻找精子，找到精子后利用卵胞质内单精子注射技术达到生育目的。供精和显微镜下取精的优缺点正好相反。供精的优点：费用低，周期妊娠率 25% 左右，如果供精人工授精几次不成功，或者女方有问题，则行供精试管婴儿，周期妊娠率 60% 左右，且供精试管婴儿因为一般有冻胚，冻胚移植的周期妊娠率跟鲜胚差不多，所以累计成功率接近 100%。供精来自人类精子库，精液质量高，供精者的标准远高于临床男性不育的诊断标准（浓度 ≥ 6000 万 / 毫升；活力 a+b 级 ≥ 60%），人类精子库是按照中华人民共和国卫生部于 2003 年起执行的《人类精子库基本标准和技术规范》进行筛选供精者，提供合格精源的。供精的缺点是与男方没有血缘关系。显微镜下取精的优点：找到的精子与男方有血缘关系。显微镜下取精的缺点：手术费用高，且找到自己的精子后，需行试管婴儿，试管婴儿也需要一定费用，并且即使找到精子，也不如供精的精子质量高。

显微镜下取精时，手术显微镜可以把视野放大 20 ~ 25 倍，在更粗、更不透明的曲细精管内寻找精子，大大提高了找到精子的概率，资料表明，显微镜下取精技术找到精子的总体概率为 63%，远高于传统经皮睾丸精子抽吸术找到精子概率的 45%，并且对睾丸损伤小。有更详细的资料表明，在生精功能低下的无精子症患者中，找到精子的概率为 81%，在成熟阻滞的患者（睾丸生精功能成熟障碍，即生精细胞依然存在，但当发育到一定程度时，即停止发育，不能发育成为精子）中为 42%，在唯支持细胞综合征的患者中为 24%，唯支持细胞综合征是一种生精细胞不发育，睾丸内仅有支持细胞的一种综合征。

显微镜下取精技术在9.4毫克睾丸组织内可以发现16万个精子，而传统经皮睾丸穿刺取精技术则平均在720毫克睾丸组织内发现64000个精子。此外，显微镜下取精还可避免损伤睾丸内重要血管。克氏征患者睾丸很小，常规睾丸穿刺等是不适合克氏征患者的，但可以采用显微镜下取精技术生育自己的亲后代，目前数据提示，约50%精液中无精子的非嵌合型克氏综合征患者可通过显微镜下取精找到精子，即使采用卵胞质内单精子注射技术的克氏综合征患者，其后代一般也具有正常染色体。

显微镜下取精手术大体流程是：

（1）术前准备，患者需要接受常规术前检查，包括血液检查、尿液检查、心电图和胸片检查等，以确保身体状况适合接受显微镜下取精手术。

（2）麻醉，显微镜下取精手术一般采取全身麻醉。

（3）手术，医生会切开阴囊皮肤，暴露出睾丸，然后在手术显微镜下打开睾丸外面坚韧的白膜，就能看到睾丸里面有许多的生精小管，寻找比较粗壮饱满的生精小管，这些生精小管中有精子的可能性较高，把这些粗壮饱满的生精小管取出交给实验室工作人员寻找精子，如果找到精子，就可以做试管婴儿了。

小王接受了显微镜下取精手术，顺利找到精子，并接受了卵胞质内单精子注射技术，小王的爱人很快怀孕并生下一个健康的宝宝。

多次提前"缴枪",不敢尝试夫妻生活——早泄

早泄,即男性在正常夫妻性生活过程中时间较短,导致夫妻双方对性生活不满意,是男性最常见的性功能障碍之一,大约1/3的男性在一生中曾遭遇过早泄的困扰。作为在生殖医学中心工作的男科大夫,我们还经常遇见同时遭遇早泄和不育困扰的男性患者。

首先我们要明确的是,夫妻性生活时间的长短不影响自然受孕。对于备孕期的夫妻,只要男方的阴茎能够正常勃起插入阴道、将精液射入女方的阴道内完成性生活,就有自然受孕的机会,而性生活时间的长与短其实不影响受孕的概率。只有极少部分存在严重早泄的男性,在阴茎刚接触到外阴、还没有插入阴道的时候就完成射精的情况,才会影响自然受孕,这种情况在临床上比较罕见,通过性生活指导和药物治疗,一般情况下患者都能插入阴道完成性生活。而对于治疗效果欠佳的患者,我们可以通过人工授精的方式解决生育问题,也就是在女方排卵期,男方通过手淫取精的方式获取精液,然后将优选后的精

子注入女方的体内，这样就绕开了正常夫妻性生活的过程而实现了生育的目的。

当然，对大多数阴茎能够正常勃起并插入阴道完成性生活而对性生活时间不满意的男性早泄患者，我们也会通过综合治疗来尽量延长性生活的时间，提高性生活质量。

要解决早泄问题，首先我们要对早泄有科学的认知。所谓"早泄"，顾名思义，就是性生活时间比较短，在女性伴侣没有满足之前男方就射精了。可是，一次性生活持续多长时间才算是正常的呢？这个问题在学术界也一直存在一些争论。一项国外研究从五个欧洲国家招募了500对夫妻，记录了他们4周内的性生活时长，结果显示射精潜伏期（即阴茎插入阴道到最后射精的时间）的中位数为5.4分钟，简单说，大多数人性生活时间在5分钟左右。

在临床工作中，我们主要采纳国际性医学会对早泄的定义，如果要诊断一名男性有早泄，必须要在2～3个月的规律性生活过程中同时满足三个条件：一是性生活时间较短，从初次性交开始，总是在阴茎插入阴道前或插入阴道后大约1分钟内（考虑为原发性早泄）射精；或者在阴道内射精潜伏期较之前明显缩短，小于3分钟（继发性早泄）。二是男性不能控制射精的时间。三是较短的性生活时间产生了消极的后果，如使夫妻产生苦恼、忧虑、挫折感等。

原发性早泄的特点是从第一次性生活开始时间就短，甚至跟不同的性伴侣进行性生活的时长都一样，且性生活时间一般不超过 1 分钟，严重者甚至还没插入阴道或者一插入阴道就射精，自己很难控制住射精。原发性早泄的原因非常复杂，可能与个体遗传异质性有较大的关系，当然也与后天的环境因素有关。继发性早泄的特点则是原来性生活时间有满意的时候，后来才变短，其中常见的原因是性生活不规律（例如夫妻异地，性生活频率太低）、在性生活过程中太过紧张担心等。

对遭遇早泄困扰的男性朋友，我们有三点小建议。

一是在性生活过程中尽量放松心态。射精是一个神经反射过程，在性刺激的强度达到大脑性兴奋中枢的射精阈值时自然而然出现，在过度兴奋紧张的应激情况下，大脑的性兴奋中枢更容易达到射精阈值，导致提早射精，所以性生活过程中要尽量放松。

二是在身体状态允许的情况采取"连续作战"的策略，尤其是年轻的小情侣或者久别重逢的夫妻，可以尝试在当晚或者充分休息后的第二天再次同房，来有效地改善性生活持续时间短的问题。

三是掌握延时的小技巧，比如，在性生活过程中通过调整"活塞运动"的深浅和快慢来调整性刺激的强度，必要的时候可以"按下暂停键"，适度地延迟射精。

当然，如果通过增加性爱频率和自我调整还是不能有效地解决早泄的问题，就应该到正规的医院和专业的科室寻求男科医生的帮助了。

男性精液欠佳如何选择辅助生育

辅助生殖技术（Assisted Reproductive Technology，简称 ART）是运用医学技术和方法对配子（精子和卵细胞）、合子（受精卵）、胚胎进行人工操作，以达到受孕目的的技术，也就是使用人工方法辅助自然生育过程的某一个或者全部环节来完成生育的方法，是目前治疗不孕不育有效而成熟的技术方法。

目前人类的辅助生殖技术主要包括两大类，即人工授精和试管婴儿。

人工授精指的是用人工的方法将精液注入女性体内，以代替性交途径使其妊娠的一种方法。目前临床工作中常用的人工授精的方式是宫腔内人工授精（Intrauterine Insemination，简称 IUI），即使用精子优选技术将精液中的优质精子注入女方子宫腔内，以提高其受孕的概率。

相较于自然受孕的过程，宫腔内人工授精主要有三大优势，一是可以准确有效地监测掌握女方的排卵情况，必要的时候妇科专家可以使用促排卵药物帮助卵泡生长和卵细胞排出。二是可以通过精子优选的技术，临床上常用上游法把前向运动的精子优选出来，集中了"优势兵力"。三是可以使用专业的工具将优选后的精子注入宫腔内，缩短了正常生理情况下精子游动距离和时间，达到精准制导的目的，这样就有效地提高了受孕的概率。

所以，宫腔内人工授精的主要适用人群是夫妻中存在不能通过正常性生活将精液射入女性体内的男性不育患者，包括严重的勃起障碍或者因早泄不能完成正常夫妻生活的男性，在性生活过程中不能正常射精但可以通过手淫获取精液的射精功能障碍男性，或者存在严重尿道下裂等生殖道畸形而在性生活过程中不能将精液射入女性体内的男性。与此同时，如果夫妻中存在轻中度的少弱精症男性不育患者，我们也可以通过宫腔内人工授精的方式提高女性受孕概率。

临床研究结果提示，人工授精的成功概率在15%～20%，与男方精液的质量有较大的相关性，男方的精子数量和质量越好，女方受孕率就越高。而对于精子数量或者质量较差的男性不育患者则不太适合使用IUI进行辅助生育。

另一种更复杂但效率更高的辅助生殖技术是试管婴儿，专业的名称是体外受精—胚胎移植技术（In Vitro Fertilization-Embryo Transfer，简称IVF-ET），主要是将女方的卵细胞和男方的精子取出，在体外完成受精和早期的胚胎发育，然后再将胚胎移植进入女性子宫内。正常生理情况下女性每个月只会产生一枚成熟的卵细胞，为了提高试管婴儿的效率，生殖专家一般会给女性使用促排卵药物，使得卵巢内多个卵泡同时生长，并同期获取若干个卵细胞，男性则通过手淫获取精液或者依靠生殖科医生通过外科手术获取睾丸中的精子，然后在胚胎实验室专家的帮助下，在体外完成受精的过程。精子和卵细胞结合形成受精卵后在第三天会形成8细胞胚胎，第五天会形成囊胚。妇科专家会根据体外胚胎发育情况和女方取卵后的身体情况，决定胚胎移植的数量和时机。常规情况下会在取卵后的第三天移植1～2枚早期的新鲜胚胎，然后将剩下的胚胎冷冻保存起来以备后续使用。

在进行试管婴儿过程中，胚胎实验室专家会根据男方的精液情况决定受精的方式：对于精液中精子数量和质量较好的情况，主要采取常规受精的方式，即将许多优选后的优质精子放在卵细胞周围，希望它们自由配对和结合，也叫一代试管；而对于精液中精子数量或者质量较差的情况，则采取"拉郎配"的方式，即胚胎实验室专家会为每一个卵细胞挑选一条相对较好的精子，然后使用专业的工具将精子注射进入卵细胞内，也称为卵胞质内单精子注射（Intracytoplasmic Sperm Injections，ICSI），俗称为二代试管；对精液中未发现精子的情况，只能依靠生殖医生通过外科手术从患者睾丸中找到成熟的精子，再通过二代试管婴儿的技术生育自己的"亲孩子"，当然，由于通过外科手术获取的睾丸组织含有的精子数量较少，也只能通过二代试管婴儿的技术进行辅助生育，而没办法使用人工授精或者常规受精的方式进行辅助生育。

> **结 语**
>
> 简而言之，生殖医生会根据男方精液情况决定采用的辅助生育的方式，对夫妻中存在精液质量基本正常的不育患者时，常规先采取对双方损伤相对较小、经济花费较低的宫腔内人工授精的方式进行辅助生育；而对于存在严重少弱精症或者只能通过外科手术从睾丸获取精子的无精子症患者时，则可采取试管婴儿的方式进行辅助生育，当然对于宫腔内人工授精失败的夫妻，也可以进一步采取试管婴儿的方式进行辅助生育。

如果染色体有问题，还能有孩子吗

积极备孕的育龄期夫妻可能会遭遇两个困境，一是怀不上，有正常夫妻生活且没有采取避孕措施一年内未受孕，就可以诊断为不孕不育；二是怀上了留不住，妻子反复出现胚胎停育或流产。反复胚胎停育和流产常见的原因之一就是染色体异常。

人类的每个体细胞都有 23 对也就是 46 条染色单体，包括 22 对常染色和 1 对性染色体，其中男性为 46（XY），女性为 46（XX）。当染色体的数目或者结构出现异常的时候，我们称之为染色体疾病；对于男性来讲，异常的染色体可能会影响睾丸生成精子的数量和质量，精液检查常表现为少弱精子症甚至无精子症，导致妻子无法受孕，表现为男性不育症；或者异常的精子即使能让妻子成功受孕，后面妻子出现胚胎停育流产的概率也较高，可能出现复发性流产。所以在临床工作中，我们会对少弱精子症的男性不育患者和妻子反复出现流产的男性抽取血液进行染色体核型检测。

男性最常见的染色体数量异常的疾病为克氏征，即细胞中多出一条 X 性染色体，染色体结果显示 47（XXY），在男性人群中的发病率为 1/600 左右。多余的 X 染色体会严重影响男性睾丸的发育以及成年后的生育能力，表现为睾丸发育不良和无精子症，自然情况下没有生育能力。随着医疗技术的进步和发展，我们可以通过在显微镜下切开睾丸并找到成熟精子，再结合试管婴儿的技术帮助部分夫妻生育自己的后代，而对手术未能发现成熟精子或者不愿意接受手术的患者，如果想要生育子代，也可以申请使用精子库的供精来实现生育子代的目的。

染色体疾病的另一个常见表现为染色体结构异常，包括染色体易位（平衡易位、罗氏易位）和倒位等，其中染色体易位在人群中的发生率为 1‰~2‰，而在不孕不育及反复流产的人群中发生率则高达 1%~10%。对存在染色体异位或者倒位的患者，由于自身并没有基因的丢失，所以一般没有明显的异常临床表现，但异常的染色体结构会影响配子（男性睾丸产生的精子和女性卵巢产生的卵细胞）的形成，表现为不孕不育或者反复流产。

不同的易位类型患者，配子形成机制不同，比如，染色体平衡易位患者在形成配子过程中共可产生 18 种类型的配子，其中 1 种完全正常，1 种为携带，其余 16 种均为异常；罗氏易位患者可产生 6 种类型的配子，其中 1 种完全正常，1 种为携带，其余 4 种均为异常；倒位患者可产生 4 种类型的配子，其中 1 种完全正常，1 种为携带，其余 2 种均为异常。只有完全正常的配子通过精卵结合才能产生正常的胚胎并最终生育出健康的子代，而携带易位染色体的配子在精卵结合后会生育出与父母同样异常结构染色体的子代，将来孩子成年后还会面临同样的生育困境。对于异常的配子，一方面很难受孕，即使精卵结合形成胚胎并成功受孕后也常会在胚胎发育过程中出现严重发育障碍导致胚胎停育流产。

对存在染色体结构异常的患者，我们可以通过胚胎植入前遗传学检测（Preimplantation Genetic Testing，简称 PGT）技术来帮助其实现生育健康子代的愿望，即先通过试管婴儿技术，将女性的卵细胞和男性的精子在体外受精并形成早期的胚胎，然后由遗传学专家对胚胎进行遗传学的检测，最后选择正常的胚胎再植回女性的子宫内。

胚胎种植前先经遗传学检测俗称"第三代试管婴儿"，是在胚胎植入着床之前对早期胚胎进行染色体数目、结构以及某些单基因病的检测，挑选正常的胚胎植入子宫，以期正常妊娠，提高患者的临床妊娠率，降低流产率，预防出生缺陷。

PGT 技术的优点是让具有染色体病及单基因遗传病的家庭可以有效地阻断向下一代的传递，避免了遗传风险，筛选整倍体胚胎进行移植也可以降低流产的发生率，减少反复流产对妊娠女性带来的巨大身心伤害。所以第三代试管婴儿不仅可以对存在染色体疾病的患者进行遗传学的检测以避免存在异常问题胎儿的出现，还可以对诊断明确的单基因遗传病患者进行基因检测，阻断致病基因传递给子代（如遗传性多囊肾、地中海贫血等单基因遗传病），同时还可以对反复自然流产、反复胚胎种植失败以及高龄患者进行遗传性筛查，提高临床妊娠率和活产率，帮助不孕不育夫妻生出健康的孩子，而且目前采用更加先进的基因检测技术还可以区分携带者核型与完全正常核型胚胎，从而彻底阻断易位染色体向下一代的传递。